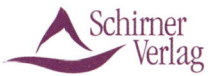

Reinhard Stengel

Was FINGER verraten

Seelenschamanische Deutung
von Krankheiten und Blockaden

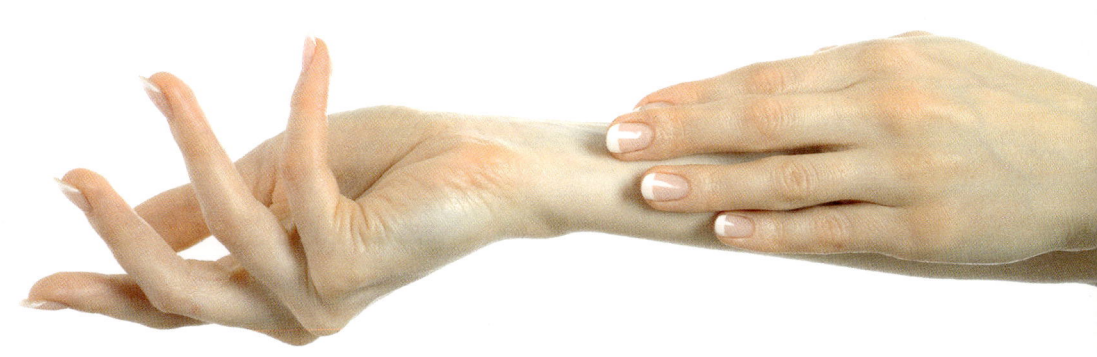

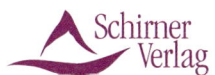
Schirner
Verlag

Die Ratschläge in diesem Buch sind sorgfältig erwogen und geprüft. Sie bieten jedoch keinen Ersatz für kompetenten medizinischen Rat, sondern dienen der Begleitung und der Anregung der Selbstheilungskräfte. Alle Angaben in diesem Buch erfolgen daher ohne Gewährleistung oder Garantie seitens des Autors oder des Verlages. Eine Haftung des Autors bzw. des Verlages und seiner Beauftragten für Personen-, Sach- und Vermögensschäden ist ausgeschlossen.

ISBN Printausgabe: 978-3-8434-1261-2
ISBN E-Book: 978-3-8434-6117-7

Reinhard Stengel:
Was Finger verraten
Seelenschamanische Deutung von
Krankheiten und Blockaden
© 2013, 2017 Schirner Verlag,
Darmstadt

Umschlag: Murat Karaçay, Schirner,
unter Verwendung von #91529057
(Peshkova), #13786666 (Andrea Haase) und
#371522323 (©adekvat), www.shutterstock.com
Layout: Simone Fleck, Schirner
Lektorat: Bastian Rittinghaus, Schirner,
& Dirk Grosser
Printed by: Ren Medien GmbH, Germany

www.schirner.com

6. Auflage August 2018

INHALT

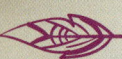

VORWORT

Obgleich ich kein Freund von groben Verallgemeinerungen bin, kann ich wohl guten Gewissens behaupten, dass alle Menschen gesund und frei von Beschwerden leben möchten. Wir alle möchten Leiden vermeiden und unser Dasein unbeschwert genießen. Wir möchten glücklich sein und uns an unserem Leben erfreuen, möchten alle Möglichkeiten, die uns das Leben bietet, ergreifen und nutzen können. Aus diesem Grund achten wir mehr oder weniger auf unsere Ernährung, treiben Sport und suchen nach Wegen und Methoden, uns zu entspannen. Eine ausgewogene, überwiegend pflanzliche Nahrung, viel frische Luft und eine Balance aus ausreichend Bewegung und Ruhe sind die Grundsäulen einer stabilen Gesundheit. Und dennoch gibt es, auch wenn wir diese Aspekte beachten, manche Beschwerden in unserem Leben, die wir uns nicht erklären können.

Vielleicht haben wir trotz Yoga und vegetarischer Vollwertkost Rückenschmerzen oder Verdauungsprobleme, vielleicht fühlen wir uns trotz Sport schwach und müde, vielleicht stehen wir trotz jahrelanger Meditationspraxis immer wieder vor den gleichen Problemen, die uns Magenschmerzen bereiten.

Vielen Menschen geht es so. Wir achten auf unseren Körper, tun das unseres Wissens Richtige – und erkranken trotzdem, ohne dass ein Grund ersichtlich wäre. Wie soll man verstehen, dass ein sich gesund ernährender, nicht rauchender und Sport treibender Mensch plötzlich Krebs oder eine andere ernsthafte Krankheit bekommt?

Im Grunde sind diese Fragen einfach zu beantworten: Wir sind eben nicht nur ein Körper, nicht nur Biologie. Was uns wirklich ausmacht, sind nicht zwei Arme und zwei Beine, Augen, Ohren, Mund und Nase, Gehirn, Herz, Magen und Nieren. Wir bestehen aus mehr als dem. Wir haben eine Seele! Und diese Seele ist der Schlüssel zu unserem Wohlbefinden und zu einem Leben, wie wir es uns wünschen.

Ist unser Körper schon ein Meisterwerk an Komplexität, ist unsere Seele noch um ein Vielfaches komplizierter. In ihren Tiefen speichert sie Verletzungen und Blockaden, von denen wir oftmals nichts ahnen und die dennoch einen Einfluss auf unser körperliches Befinden haben. Wir können uns nicht bewusst an alles erinnern, was uns widerfahren ist, und doch

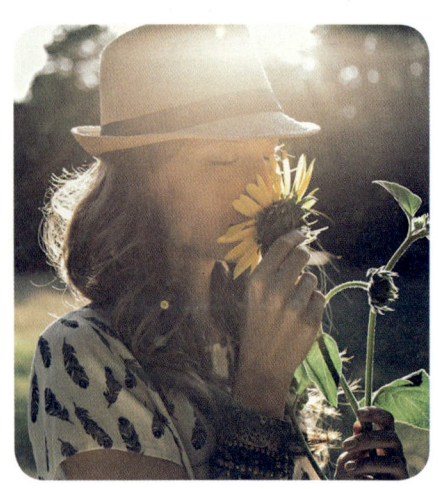

wirken all diese Erlebnisse weiter in uns. Etwas hat uns innerlich verletzt, was wir aus unserem Tagesbewusstsein verdrängt haben, doch in unserem Inneren entsteht daraus etwas, wie ein Stein, der unseren Weg versperrt oder zumindest erschwert. Könnten wir all diese Blockaden erkennen und auflösen, würden wir wahrlich frei leben können. Wir würden im wahrsten Sinne des Wortes aufatmen, uns einmal kurz strecken und dann dem Leben mit neuer Kraft und vor allem mit einer ungleich größeren Freude begegnen können. Äußere Einflüsse könnten uns dann weniger anhaben, unsere körperliche Gesundheit würde unserem seelischen Heilsein entsprechen. Wenn die Seele, die uns belebt,

frei und ungehindert ihren Weg gehen kann, dann ist der Körper freudig bereit, uns auf diesem Weg zu tragen.

Leider wird in unserem Gesundheitssystem immer noch viel zu wenig auf die seelischen Hintergründe geschaut. Doch genau hier – in unserem Innersten – müssen wir ansetzen, um wirkliche und vor allem nachhaltige Gesundheit zu erlangen.

Die Sprache der Seele zu verstehen, ist schwierig, doch haben wir in unserem Körper einen Verbündeten, der uns anzeigen kann, wo eine seelische Blockade sitzt und wo genau sie herrührt.

Für den geübten und aufmerksamen Beobachter gibt der Körper ausreichend Signale, um einer alten Verletzung, einer entstandenen Blockade, einem Thema aus der Vergangenheit auf die Spur zu kommen. Nichts im Leben geschieht ohne Grund – auch Krankheiten nicht! Eine Krankheit, die uns zufällig und ohne jede Art von seelischer Vorgeschichte trifft, gibt es nicht. Gerade an den Händen, an der Haut und an der Bein- bzw. Fußstellung können wir viel ablesen, was uns

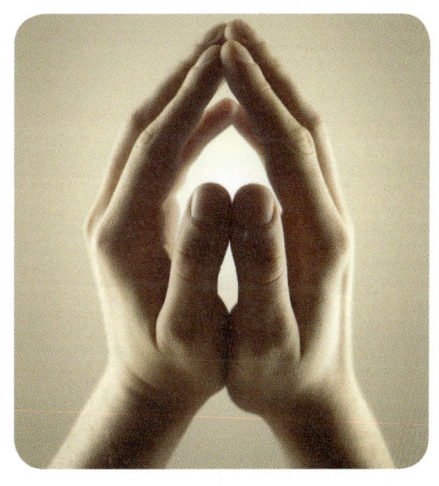

Aufschluss über die seelischen Hintergründe einer körperlichen Krankheit oder auch eines immer wiederkehrenden Lebensthemas gibt. Sowohl die körperlichen Krankheiten als auch die wie ein Jo-Jo zurückkehrenden Themen hindern uns an der freien Entfaltung unseres eigentlichen Selbst.

Hier setzt dieses Buch an. Nach einer kurzen Einführung in die Hand-diagnostik und die Sprache der Seele über die Haut werde ich kurz die Be-sonderheiten des Seelenschamanismus darlegen und meinen eigenen Weg aufzeigen, der mich zu dieser Methode geführt hat. Danach werden wir uns ganz praktisch dem Hauptteil dieses Buches zuwenden: der Diagnose der Finger und Hände und ihrer Hinweise auf die seelischen Hintergründe

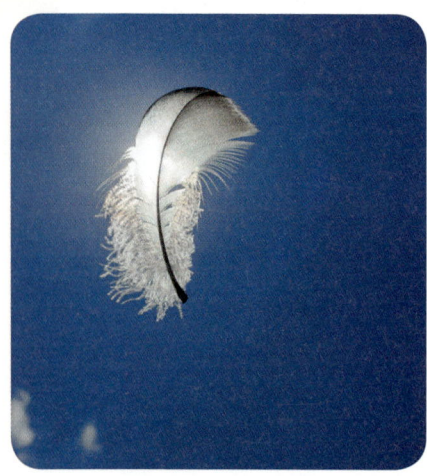

von Problemen. Da die Deutung der Fin-ger uns eher in eine Richtung weist, aber keine konkrete Blockade benennen lässt, gehen wir danach zur Deutung der Haut und der Bein- und Fußstellung über, die uns weitere Hinweise geben. Letztlich kann die konkrete Blockade immer nur im Gespräch mit dem Klienten aufgespürt werden, doch die Werkzeuge der Finger-, Haut- und Fußstellungsdeutung geben uns wertvolle Hinweise, wo wir nach-schauen sollten. Zuletzt sehen wir uns

Wege an, gewisse Blockaden selbst aufzulösen und entweder uns selbst oder anderen Menschen (auf ihren ausdrücklichen Wunsch hin) zu helfen.

Die vorliegende neue Version dieses Buches ist um einige Themen erweitert worden, geht noch mehr in die Tiefe und hat mit den neuen Fotos Anschauungsmaterial, das unser Auge ganz praxisnah für diese spezielle Form der Erforschung unserer Seelenwelt schult.

Ich wünsche allen Leserinnen und Lesern viele neue Erkenntnisse und Aha-Erlebnisse auf ihrem Weg, sich selbst besser kennenzulernen.

Möget ihr immer mehr in eure Ganzheit hineinwachsen und euch zu dem Wesen entfalten, das ihr sein könnt!

Reinhard Stengel
Frühjahr 2017

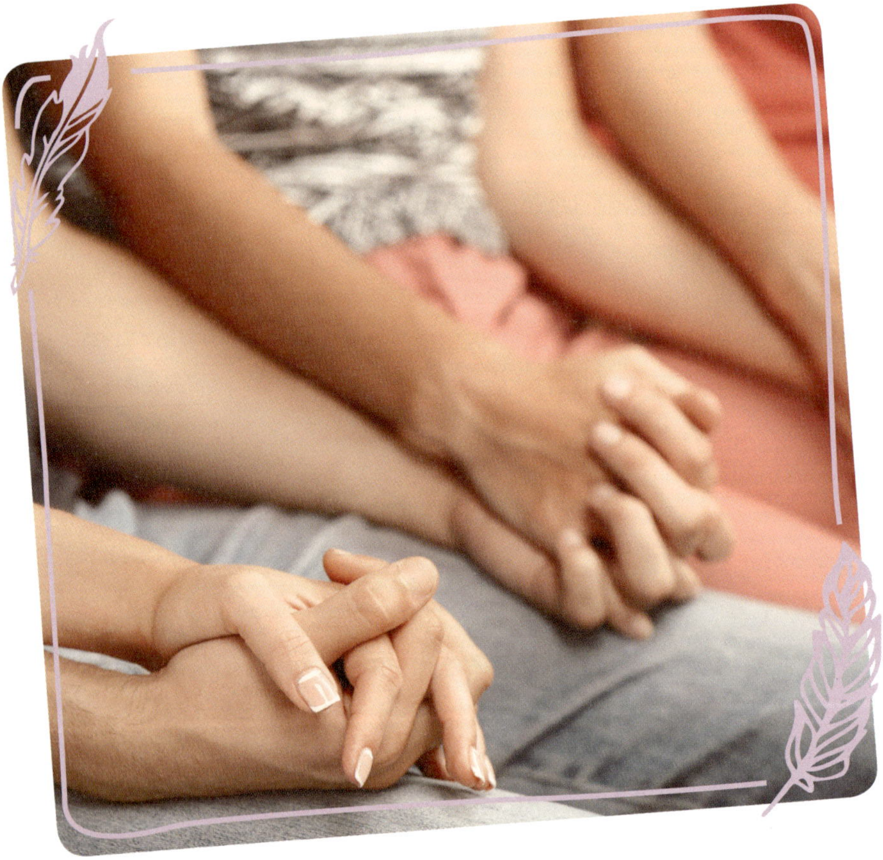

EINLEITUNG:
Seele, Hände, Haut, Füße

Schon seit vielen Jahrhunderten wird in vielen asiatischen und auch abendländischen Kulturen der Handdiagnostik eine große Bedeutung zugemessen. Die Hände als unsere Werkzeuge, mit denen wir in der Welt tätig werden, können uns viel über uns verraten. Leider kennt man heutzutage nur noch das Handlesen durch Wahrsagerinnen oder Wahrsager, das einen eher unseriösen Ruf hat, obwohl es ganz sicher auch in diesem Bereich Menschen mit großen Fertigkeiten gibt. Das wissenschaftliche Interesse ist hierzulande aber nahezu gar nicht vorhanden, während beispielsweise der Handlesekunst des indischen Ayurveda, *Hasta Samudrika* genannt, in ihrem Heimatland eine große Anerkennung zuteilwird.

Auch in der Traditionellen Chinesischen Medizin und ihren Behandlungsweisen werden die Hände sehr genau betrachtet, denn hier beginnen oder enden verschiedene Energiebahnen, die sogenannten Meridiane, die durch den ganzen Körper verlaufen und sein Energiesystem beeinflussen. Diese sind so etwas wie Sensoren der Seele, und Störungen sind maßgeblich an etwaigen Verformungen der Finger beteiligt.

Aber wie gesagt, die Analyse von gewissen Körpermerkmalen war in vielen Kulturen verbreitet – und hier spielten die Hände überall eine große Rolle. Das wundert einen auch nicht weiter, wenn man sich bewusst macht, dass wir unsere Hände jeden Tag der Welt zeigen und sie vorrangig zum Greifen und Halten benutzen. Unsere Hände sind es auch, mit denen wir einander zuerst begegnen, beispielsweise beim Händeschütteln oder Winken. Wenn mit unseren Händen etwas nicht in Ordnung ist, können wir uns fragen: Wonach greifen wir? Wen oder was wollen wir unbedingt festhalten? Wen oder was können wir nicht loslassen?

Unsere Seele signalisiert uns über die Form unserer Hände und Finger, was wir in unserem Leben annehmen und was wir verändern dürfen, damit wir wieder in der Lage sind, unseren Weg ohne Hindernisse zu gehen.

Sind unsere Finger gerade, werden wir höchstwahrscheinlich zu den Menschen gehören, die ihren Weg sehr geradlinig gehen, dabei nicht von inneren Blockaden behindert werden und den Augenblick, wie er sich gerade jetzt offenbart, annehmen und leben können.

Sind unsere Finger dagegen krumm und schmerzen womöglich auch noch, zeigt uns das, dass wir Menschen sind, die sich oftmals mit Entscheidungen schwertun und denen im Leben immer wieder scheinbar unlösbare Probleme begegnen, die dazu führen, dass wir uns (und unseren Ausdruck in der Welt) verbiegen müssen.

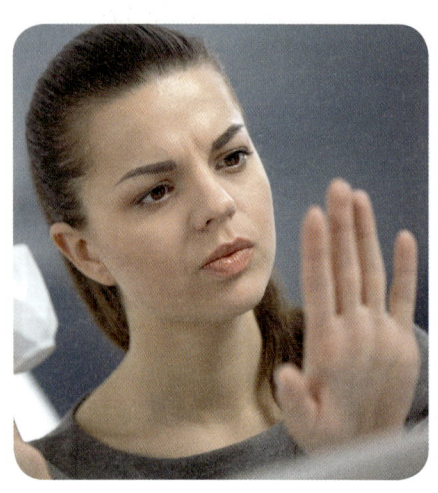

Das ist natürlich sehr allgemein gesagt, aber die inneren Blockaden, die zu diesen Problemen führen, lassen sich alle sehr gut an den Fingern ablesen, wenn wir einmal gelernt haben, diese Verformungen zu identifizieren und entsprechend zu deuten. Hier spricht die Seele – und wir können diese Sprache erlernen.

Ebenso deutlich werden innere Blockaden an der Haut angezeigt. Hier spielt es ebenfalls eine Rolle, wo genau besondere Merkmale (Rötungen, Ausschläge, Allergien etc.) auftreten. Ganz allgemein kann man hier fragen: Wo sind unsere wunden Stellen? Wo sind wir besonders dünnhäutig? Was »juckt« uns?

Und letztlich ist auch die Stellung unserer Beine und Füße ein Signal dafür, welche Hindernisse auf unserem Weg liegen: Wofür stehen wir? Wie gehen wir unseren Weg? Sind wir standfest, oder fühlen wir uns eher wackelig auf den Beinen? Wovor rennen wir davon?

Mir selbst sind diese Verbindungen zwischen körperlichen Merkmalen und seelischen Hintergründen im Laufe der letzten zwanzig Jahre immer deutlicher geworden. Wiederholt tauchten Klienten mit bestimmten Problemen oder Themen und denselben körperlichen Merkmalen bei mir auf. Dachte ich zu Anfang noch an einen Zufall, konnte ich nach dem hundertsten Klienten, bei dem Thema und bspw. Stellung der Finger zueinanderpassten, nicht mehr die Augen vor dem Offensichtlichen verschließen. Die Zusammenhänge waren zu deutlich, und je mehr Erfahrungen ich damit machte, desto sicherer wurde ich in der Zuordnung und Bestimmung. Nach und nach wurde das Erkennen dieser Zusammenhänge zunehmend Teil meiner schamanischen Praxis bzw. eine unverzichtbare Unterstützung bei dieser. Ich konnte immer genauer schauen und langsam eine sichere Technik entwickeln, die vom Äußeren aufs Innere schließt, natürlich stets darauf bedacht, durch das Erkennen der Zusammenhänge in keiner Weise den Klienten vorab zu »beurteilen«, geschweige denn zu »verurteilen«. Es geht hier bloß um ein unglaublich praktisches Werkzeug, mit dem man schnell und unkompliziert an innere Blockaden herankommt, die dem Klienten oft selbst gar nicht bewusst sind oder die dieser verdrängt.

Wenn wir diese Sprache unserer Seele, die sich in unserem Körper ausdrückt, verstehen lernen, können wir die wirklichen Ursachen innerer Blockaden (und der durch sie hervorgerufenen Symptome) erkennen und beginnen, diese aufzulösen.

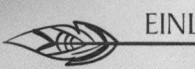 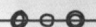
Schon der Versuch, auf diese Art und Weise mit der Seele zu kommunizieren, wird eine Schwingung erzeugen, die die Blockaden lockert. Die Seele wird endlich einmal wahrgenommen! Sie fühlt sich gehört.

Man kann sich das vielleicht so vorstellen wie das Entfernen eines ersten Steines aus einem Damm. Blockiert man einen Fluss vollständig, wird das Wasser brackig, das Leben hört auf zu fließen. Entfernt man einen ersten Stein, fließt das Wasser wieder, und der Fluss wird sich auf Dauer selbst heilen. Vor allem wird der Fluss aber, einmal wieder in Bewegung gebracht, von selbst den zweiten und dritten Stein in der Mauer lösen, die ihn blockiert. Dann fließt entsprechend mehr Wasser, und die Heilung kann schneller voranschreiten.

Nun wird manch einer einwenden, dass die Form unserer Finger oder die Stellung unserer Füße und Beine doch genetisch bedingt sei und dass diese genetische Veranlagung keinen Einblick in unsere seelische Situation bieten könne.

Doch diesem Einwand muss ich widersprechen! Natürlich ist die Form unserer Finger und Beine zu gewissen Anteilen vererbt, doch die Ursache ist dennoch nicht allein in der Genetik zu suchen. Seelische Verletzungen finden sich oft in Seelengruppen, in denen wir aufwachsen. Manchmal wird eine Verletzung von einer Generation an die nächste weitergegeben, bis sich jemand findet, der den Mut hat, der Verletzung ins Gesicht zu sehen und die Blockade aufzulösen, sodass sie nicht mehr sein eigenes Leben und das der nachfolgenden Generationen bestimmt.

Seelen kommen oft in Gruppen hierher, um in unsere Welt zu inkarnieren. Diese Gruppen sind nicht nur durch die positiven Aspekte ihrer vergangenen Beziehungen, sondern auch durch ihre Verletzungen miteinander verbunden.

Das klingt vielleicht ein wenig abgefahren, doch bestimmt kennt jeder Familien, in denen sich gewisse Problematiken von Generation zu Generation wiederholen. Wenn wir uns solche Familiensysteme vor Augen halten, fällt es uns unter Umständen leichter, von Seelengruppen auszugehen.

Ebenfalls gegen eine rein genetische Erklärungsweise spricht die Tatsache, dass sich die Form unserer Finger nach dem Auflösen der Blockaden oftmals verändert. Zwar dauert dieser Prozess zwischen drei und sechs Jahren, doch untermauert sein Auftreten die These, dass die Ursache jenseits der Vererbung zu suchen ist.

Eines muss ich noch betonen: Alle Informationen in diesem Buch dienen ausschließlich der Aufdeckung seelischer Hintergründe, nicht jedoch der Diagnose von Krankheiten. Für Letzteres sind Ärzte oder Heilpraktiker zuständig. In meinem seelenschamanischen Ansatz geht es darum, tiefer liegende Ursachen für Probleme zu finden und diese inneren Blockaden aufzulösen, sodass der Körper befähigt wird, seine Selbstheilungskräfte zu aktivieren.

Bevor wir uns nun weiter den einzelnen Körpermerkmalen und ihren Bedeutungen zuwenden, möchte ich aber zuerst den Begriff Seelenschamanismus etwas näher beleuchten und kurz erzählen, wie ich zu dieser Art der energetischen Arbeit gekommen bin.

 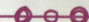

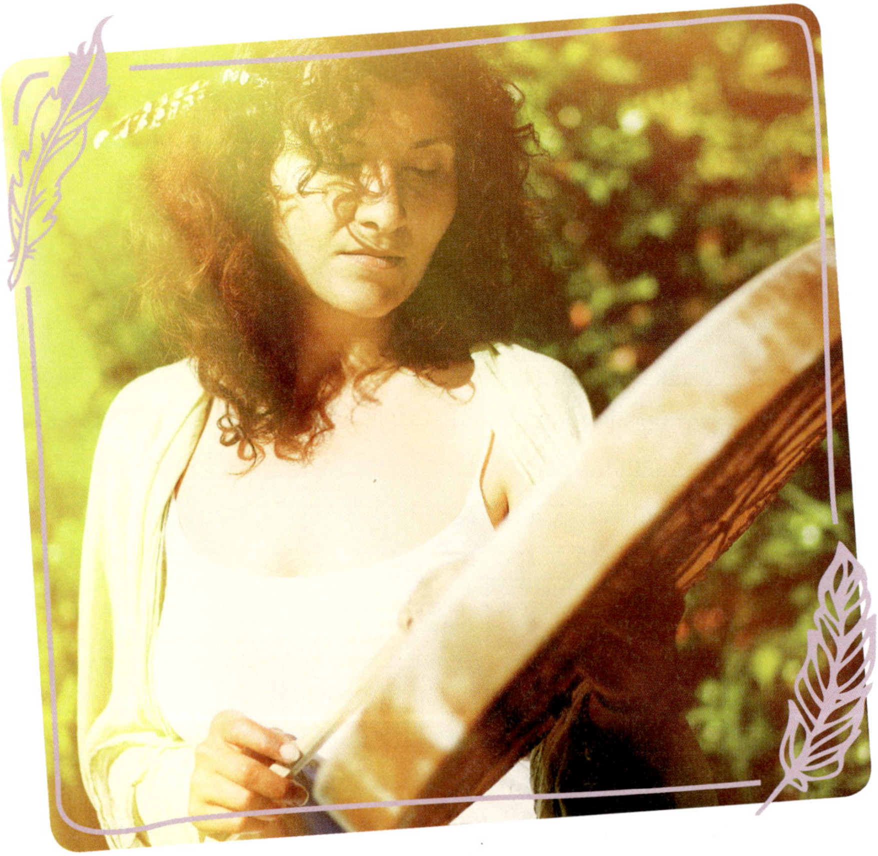

SEELENSCHAMANISMUS –
was ist das?

Ich habe diesen Begriff nun schon ein paar Mal erwähnt und möchte ihn gern für diejenigen, denen er in diesem Buch zum ersten Mal begegnet, kurz erklären.

Schamanische Traditionen finden sich überall auf der Welt: von den Dschungeln des Amazonas über die Prärien Nordamerikas, von den Grassteppen der Mongolei bis zu den Eiswüsten der Arktis. Aber auch in unseren Breitengraden gab es Traditionen, die durchaus als schamanisch bezeichnet werden dürfen. Die germanischen Walas oder Weledas und die keltischen Druiden benutzten allesamt Methoden, die denen der Schamanen in anderen Teilen der Welt gleichen.

All diesen Kulturen ist zu eigen, dass sie sich nicht allein auf die für uns sichtbare Welt verlassen, sondern ebenfalls Zugang zu einer geistigen Anderswelt haben, die von Geistwesen wie Krafttieren, geistigen Lehrern und alten Seelen bewohnt ist, die den Schamanen auf seiner Suche nach Heilung für einen Klienten unterstützen.

Der Schamane reist zwischen diesen beiden Welten mithilfe monotoner Rhythmen seiner Trommel oder Rassel, die ihn in Trance versetzen und ihm auf diese Weise Zutritt zur Anderswelt verschaffen und ihn auch sicher wieder zurückgeleiten.

Eine weitere Besonderheit im schamanischen Weltbild ist, dass wir bei Krankheiten (im Seelenschamanismus sprechen wir nur von Unpässlichkeiten, d.h., etwas passt nicht oder nicht mehr) immer davon ausgehen, dass diese einen seelischen Hintergrund haben. Diese Blockade kann entweder durch Erfahrungen in diesem Leben hervorgerufen worden sein – hier sprechen wir dann von Erfahrungen, die im Vertrautheitsgedächtnis gespeichert werden – oder auf Erfahrungen zurückgehen, die aus früheren Inkarnationen stammen – hier ist dann vom schattenhaften Unterbewussten die Rede. Alle schmerzhaften Erfahrungen, die wir irgendwann einmal gemacht haben, können Ursachen für eine mehr oder weniger schwere innere Blockade sein.

Diese Blockaden behindern den Energiefluss in unserem Körper, sodass wir nicht vollständig mit Energie versorgt werden. Und wenn in einem komplexen System ein Bereich nicht mit Energie versorgt wird, kommt es unweigerlich zu Schwierigkeiten. Energie muss fließen! Wird sie irgendwo in unserem Körper gestaut oder wird ein Bereich, ein Körperteil unterversorgt, entstehen dort körperliche Symptome.

Wir gehen davon aus, dass jeder Mensch vor seiner Inkarnation einen Seelenplan entwickelt, entweder allein oder mithilfe seiner geistigen Führer und Begleiter in der Anderswelt. Jede seelische Verletzung, die er dann in der Inkarnation, also der Verkörperlichung hier auf der Erde, erfährt und die nicht Teil seines ursprünglichen Seelenplans war, zeigt sich irgendwann durch Unpässlichkeiten. Diese reichen von scheinbar harmlosen Beschwerden wie ständiger Erschöpfung oder vielen aufeinanderfolgenden Erkältungen bis hin zu lebensbedrohlichen Krankheiten wie Krebs oder Tuberkulose.

Seelische Verletzungen beginnen oft schon während der Schwangerschaft bzw. im Moment der Zeugung. Kaum jemand hat einen so großen Einfluss auf unsere Entwicklung wie unsere Eltern. Ihre Gedanken und ihre Gefühle während der Zeugung und der darauf folgenden Schwangerschaft prägen uns in vielerlei Hinsicht. Dieser mentale und emotionale Einfluss wirkt auf die Urzelle, die sich aus mehreren Komponenten zusam-

mensetzt. Zum einen ist dies die Eizelle unserer Mutter, zum anderen die Samenzelle unseres Vaters, die sich im Moment der Zeugung vereinen. In diesem Moment tritt auch unser Seelenstrahl hinzu, d. h., unsere Seele kommt aus den kosmischen Sphären in das Irdische hinein. Mit dem Eintreten unseres Seelenstrahls in die befruchtete Eizelle unserer Mutter beginnt in schamanischer Sichtweise die eigentliche Geburt: Die Seele tritt in die Materie ein – wir inkarnieren. Ab diesem Zeitpunkt wirkt alles, was im Umfeld unserer Mutter geschieht (also beispielsweise die Ablehnung der Schwangerschaft durch den Kindsvater oder die Angst der Mutter vor finanzieller Unsicherheit) auf uns ein, auch wenn wir uns in späteren Jahren daran natürlich nicht mehr erinnern können.

Allein die Gedanken unserer Mutter oder unseres Vaters, die sie nicht einmal aussprechen müssen, sind dazu in der Lage, in unserem Unterbewussten starke Blockaden entstehen zu lassen, die in unserem späteren Leben ungeahnte Ausmaße annehmen können. Lass mich dir ein simples Beispiel erzählen: Nehmen wir an, ein Mann kommt gerade vom Oktoberfest. Er hat mit Freunden mehr getrunken, als er verträgt, und taucht in einem nicht gerade erbaulichen Zustand zu Hause auf. Er

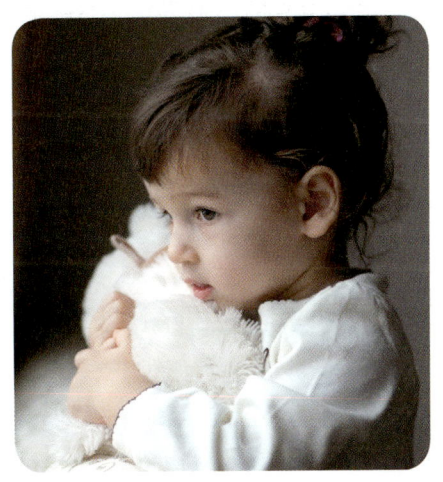

drängt sich seiner Frau sexuell auf, und sie lässt es über sich ergehen. Währenddessen denkt sie aber immer wieder: »Männer sind Lumpen! Ohne sie wäre ich besser dran!« Wenn zu diesem Zeitpunkt ein Kind gezeugt wird, können sich diese Gedanken der Mutter im Unterbewusstsein des Kindes festsetzen. Ist das Kind ein Junge, kann die Annahme, dass alle Männer grundsätzlich Schurken sind, zu einem gestörten Selbstbild füh-

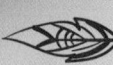

ren. Ist das Kind ein Mädchen, kann es sein, dass es später immer wieder zu Problemen in Partnerschaften mit Männern kommt, weil diese unterbewusst abgelehnt werden. Schwierigkeiten dieser Art, die in inneren Blockaden begründet sind, ziehen sich dann oft durch das ganze Leben.

In meiner speziellen Form des sogenannten Seelenschamanismus achten wir im Besonderen auf die Merkmale des Körpers, der uns Botschaften der Seele zu genau diesen Blockaden übermittelt. Dabei ist das erste Bild, das erste Gefühl, der erste Gedanke, das oder der uns bei einer Sitzung kommt, oft der richtige Hinweis. Genau diesen Gedanken sollten wir aussprechen, denn unsere Intuition ist für unsere Seele immens wichtig. Auch wenn der Gedanke, das Gefühl oder das aufgetauchte Bild zuerst abwegig erscheint und wir es nicht verstehen, ist es doch meist richtig, was uns der Klient durch seine Reaktion auch bestätigen wird. Bei dieser Arbeit müssen wir uns selbst vertrauen! Wir beobachten also die Beschwerden des Körpers, um Rückschlüsse auf die Leiden der Seele zu ziehen. Im zweiten Schritt lösen wir diese Blockaden mithilfe der geistigen Welt auf, sodass unsere Energie wieder fließen kann und wir unseren Weg gemäß unserem Seelenplan gehen können. Wir dringen tief in das Unterbewusste ein und verändern von außen, was der Seele schadet. So heilt die Seele, was sich ebenfalls heilsam auf den Körper auswirkt.

Es gibt jedoch eine Sache, auf die wir dabei ganz besonders achten müssen! Damit wir uns und unseren Klienten vor eigenen Projektionen schützen, müssen wir selbst »leer« sein, bevor wir mit der Arbeit beginnen. Leer von unseren eigenen Vorstellungen, Ideen und Theorien, leer von unseren eigenen Ängsten und Sorgen. Sind wir mit unseren eigenen Themen beschäftigt, ist es vielleicht nicht unsere Intuition, die uns einen Hinweis gibt, sondern unser eigenes Unterbewusstsein, und wir projizieren unsere Probleme auf den Klienten. Nur eine leere »Leinwand« bildet den »Film«

so ab, dass man ihn gut erkennen kann. Zu diesem Zweck gibt es im hinteren Teil des Buches (auf Seite 160) eine entsprechende Übung, die dir helfen wird, diesen leeren Zustand zu erreichen und aufrechtzuerhalten.

In meiner speziellen Form des sogenannten Seelenschamanismus achten wir im Besonderen auf die Merkmale des Körpers, der uns Botschaften der Seele zu genau diesen Blockaden übermittelt. Wir beobachten also die Leiden des Körpers, um Rückschlüsse auf die Leiden der Seele zu ziehen. Im zweiten Schritt lösen wir diese Blockaden mithilfe der geistigen Welt auf, sodass unsere Energie wieder fließen kann und wir unseren Weg gemäß unserem Seelenplan gehen können. Wir dringen tief in das Unterbewusste ein und verändern von außen, was der Seele schadet. So heilt die Seele, was sich ebenfalls heilsam auf den Körper auswirkt.

Die schamanischen Traditionen sind, wie gesagt, sehr alt, und unsere Vorfahren verstanden die Sprache der Seele noch. Wir dürfen diese Sprache wieder lernen, wobei uns manches geflügelte Wort aus unserem alltäglichen Sprachschatz auf die richtige Fährte bringen kann: *Das geht mir an die Nieren. Ich habe die Nase voll. Da läuft mir die Galle über. Das sitzt mir in den Knochen. Das bricht mir das Herz.*

Seelische Belastungen ziehen oft körperliche Symptome nach sich. Vielleicht nicht sofort nach dem jeweiligen Erlebnis, aber ganz sicher später. Und vor allem, wenn sich dieses Erlebnis immer wiederholt. Schauen wir also genau hin!

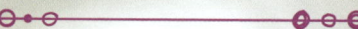

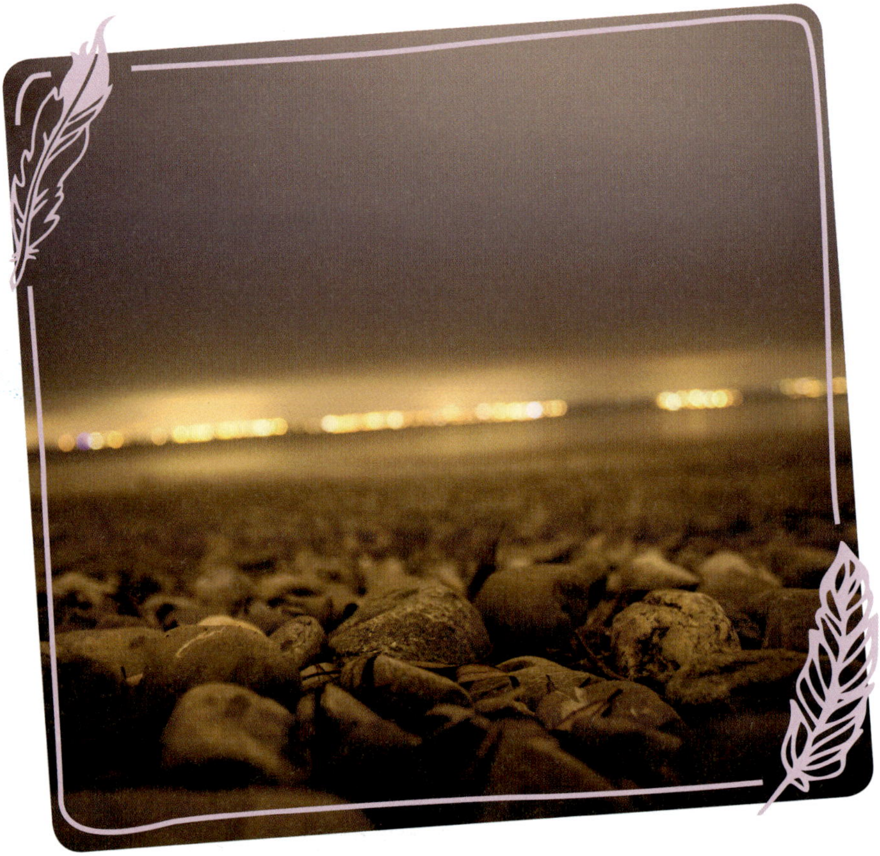

Mein Weg zum
SEELENSCHAMANISMUS

Dass ein gebürtiger Österreicher wie ich sich als Seelenschamane bezeichnet, ist in der heutigen Welt des spirituellen Marktplatzes, auf dem alles angeboten wird, was man sich nur vorstellen kann, vielleicht gar nicht mehr so ungewöhnlich. Manch einer, der mein erstes Buch gelesen hat,[1] wird meine Geschichte auch bereits kennen (und kann dieses Kapitel getrost überspringen). Für alle anderen möchte ich ganz kurz zusammenfassen, wie es dazu kam, dass ich heute als Schamane unterwegs bin. Ich hoffe, mit meiner Geschichte aufzeigen zu können, dass es nie zu spät ist, einen anderen Weg einzuschlagen und seiner Seele endlich den Ausdruck zu geben, den diese verdient hat.

Ich bin am Bodensee aufgewachsen und war von Kindheit an sehr naturverbunden. Das Umherstreifen im Wald war mir stets lieber als die Spiele meiner Altersgenossen, weshalb ich schnell als Sonderling angesehen wurde. Stundenlang lief ich ziellos durch die Wälder, beobachtete Tiere, kletterte auf Bäume, drehte herabgefallene Äste um und bestaunte die Insekten, die sich unter ihnen versteckten, träumte unter Bäumen und dem freien Himmel. Die Steine, die ich an und in einem Fluss fand, wurden meine ersten Lehrmeister. Zu ihnen fühlte ich mich hingezogen, mir schien eine geheimnisvolle Kraft von ihnen auszugehen. Ich sprach mit ihnen, und sie sprachen mit mir. Sie waren uralt und erzählten ihre ganz

---

1   Reinhard Stengel: Rainbowman. Seelenschamanische Energiearbeit. Schirner: Darmstadt 2015.

eigenen Geschichten. Ihr Geist war anders als der von Menschen und Tieren – aber dennoch war da etwas, was ich berühren konnte und was mich berührte. Ich war überzeugt, nicht nur ein totes Ding vor mir zu haben, sondern ein lebendiges Wesen.

Später erlernte ich jedoch nicht etwa einen Beruf, der mir viel Zeit in der Natur beschert hätte, wie zum Beispiel Förster oder Landwirt. Ich ent-

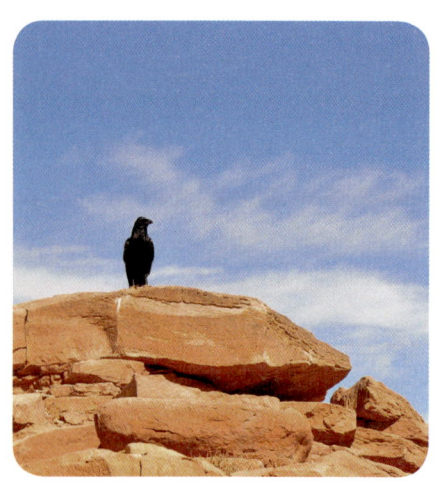

schied mich, Kfz-Mechaniker zu werden und eröffnete später eine eigene kleine Werkstatt. Ich arbeitete hart, fasste immer sicherer Fuß in der Welt der Wirtschaft, sodass aus der Werkstatt ein Autohaus wurde, das immer weiter wuchs. Ich fuhr Autorennen, und immer mehr Statussymbole traten in mein Leben, die ich aber kaum genießen konnte, weil ich rund um die Uhr nur für meinen Beruf und meinen Erfolg lebte. Beziehungen gingen in die Brüche und irgendwann auch meine Gesundheit. Der erste Herzinfarkt. Ein befreundeter Arzt riet mir zu einer Auszeit, und ich flog in die USA, wo ich durch glückliche Umstände Fred, einen Schamanen der Crow-Indianer, kennenlernte. Er führte mich in die Welt des Seelenschamanismus ein, brachte mir das schamanische Reisen bei, saß mit mir in Schwitzhütten, begleitete meine Visionssuche, gab mir den Namen »Rainbowman«, weil er über mir einen Regenbogen in der Prärie gesehen hatte, und war mir ein guter Freund. Es war eine Zeit außergewöhnlicher Erlebnisse, die mich zurück zu dem führten, was ich als Kind so geliebt hatte: die Natur!

Aus heutiger Sicht für mich gänzlich unverständlich, fiel ich nach meiner Rückkehr in denselben alten Trott. Doch so geht es vielleicht vielen Menschen, die spirituelle Erfahrungen machen, diese aber nicht wirklich in ihren Alltag integrieren können. Man macht einfach weiter wie bisher, weil man es eben nicht anders kennt. Der zweite Herzinfarkt ließ nicht lange auf sich warten, eine weitere Ehe zerbrach, und als ich das Autohaus verkaufte und danach als Betriebsberater arbeitete, erlitt ich einen dritten Herzinfarkt. Die Ärzte meinten, sie müssten mir drei Stents setzen. Ich lag im Krankenhaus und fühlte mich so einsam wie nie zuvor. Ich versuchte herauszufinden, warum alles so fürchterlich schiefgelaufen war – und da musste ich plötzlich an Fred, meinen Schamanenfreund denken … Ich meditierte die ganze Nacht und hörte immer wieder Fred sagen, dass ich meine Sachen nehmen und aus dem Krankenhaus verschwinden solle. »Vertraue auf deine eigene Kraft«, sagte er.

Am nächsten Morgen verließ ich das Krankenhaus, ohne auf die OP-Vorschläge der Ärzte eingegangen zu sein, und änderte mein ganzes Leben. Ich lernte, lernte und lernte. Ich besuchte Kurse bei Horst Krohne, Nina Dul, Pjotr Elkunoviz und vielen weiteren Menschen, die ihre Energie der Heilung anderer zur Verfügung stellten. Der größte Lehrer blieb für mich aber die geistige Welt, zu der ich dank meines schamanischen Lehrers Fred Zugang hatte. Irgendwann begann ich, selbst Seminare zu geben und Bücher zu schreiben, um das, was ich erfahren hatte, zu teilen. Mein Weg war ein gänzlich anderer geworden – er war endlich wieder das, was

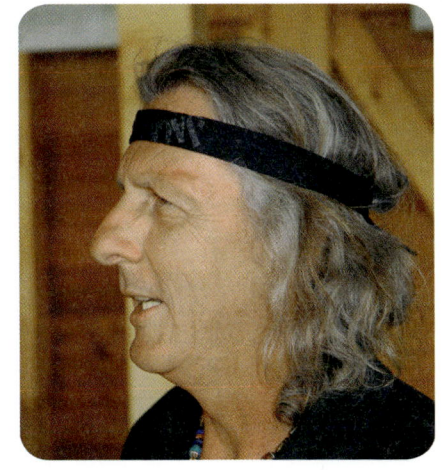

mein ursprünglicher Seelenplan für mich vorgesehen hatte: zurück zur Natur, zurück zur Anbindung an die geistige Welt. Da das für mich, der ich mich so weit von meiner eigentlichen Essenz entfernt hatte, möglich war, bin ich sicher, dass es auch für jeden anderen Menschen möglich ist.

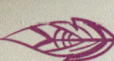

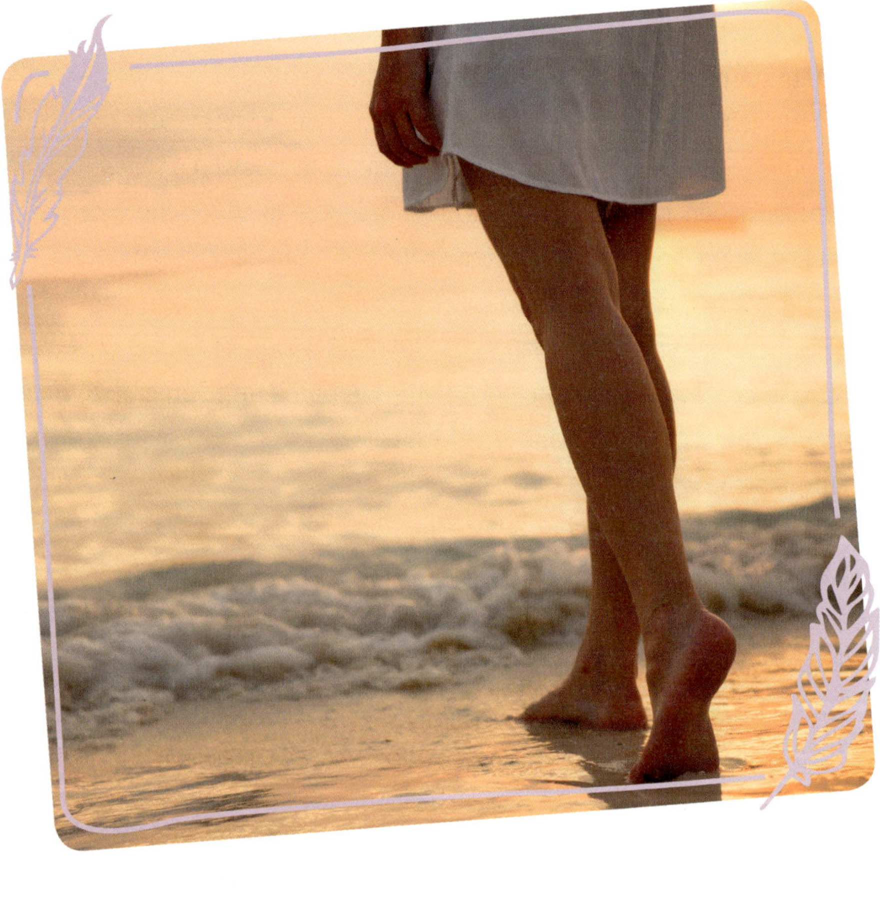

DIE SPRACHE DER SEELE

Keine Krankheit entsteht durch bloßen Zufall oder wird durch ein unbarmherziges und geistloses Schicksal hervorgerufen. Alles hat eine Bedeutung, alles ist ein Hinweis auf innere Prozesse. Man kann sein wahres Selbst lange Zeit verleugnen und einen Weg gehen, der einen immer weiter von seinem eigenen Seelenplan wegführt, doch wird so ein Leben Spuren hinterlassen.

Zuerst weint die Seele, und wir erleben vielleicht immer wieder kleinere Krankheiten, fühlen uns vage unwohl und wissen nicht so recht, was das alles soll. Dann beginnt unsere Seele, uns eindringlicher zu rufen. Wir bekommen ernsthaftere Probleme, müssen vielleicht die eine oder andere Operation über uns ergehen lassen, fühlen uns danach aber fälschlicherweise wiederhergestellt. Manchmal denken wir, unser Körper sei wie eine Maschine, die man reparieren und in die man Ersatzteile einbauen kann, wenn etwas nicht mehr so funktioniert, wie wir uns das vorstellen. Was wir so aber die ganze Zeit tun, ist nichts anderes, als Symptome zu kaschieren, anstatt uns um die wahren Ursachen zu kümmern.

Irgendwann beginnt die Seele dann zu schreien, und wir werden so krank, dass es unser ganzes Dasein auf den Kopf stellt. Wenn uns etwas zum Beispiel unser ganzes Leben lang an die Nieren geht und wir uns niemals darum kümmern, werden unsere Nieren irgendwann so geschädigt sein, dass sie ihren Dienst einstellen. Und wenn solch lebenswichtige Organe nicht mehr richtig arbeiten, wird unser Leben sehr stark eingeschränkt. Wir müssen täglich Medikamente nehmen, die erhebliche Nebenwirkungen haben und uns auf anderer Ebene noch kränker machen, wir müssen vielleicht

wöchentlich zur Dialyse oder zu anderen Verfahren, die uns am Leben erhalten, aber auch schwächen oder uns Schmerzen bereiten.

Um bei dem Beispiel Nieren zu bleiben: Seelische Probleme, die lange Zeit nicht beachtet wurden und dann zu einem körperlichen Symptom an den Nieren führten, kann man oft am Ringfinger erkennen. Die Seele kommuniziert nicht nur über das Symptom einer Unpässlichkeit mit uns, sondern auch über die Form unserer Finger.

Lass uns ganz kurz die Zusammenhänge anschauen, damit du ein erstes Gefühl für die Arbeit bekommst, um die es in diesem Buch geht!

Eine Aufgabe der Nieren ist die Umwandlung und Ausscheidung von Giftstoffen. Des Weiteren produziert sie Hormone für die Blutbildung.

Wenn wir nun den Ringfinger einer Person betrachten und sehen, dass er sich zum Mittelfinger hin krümmt, können wir das als Hinweis darauf deuten, dass sie immer wieder alles schluckt: jede Beleidigung, jeden Affront, jedes böse Wort, jedes unverlangte Einmischen von anderen, jede Verspottung und so weiter. Immer mehr seelisches Gift wird aufgenommen, ohne dass diese Person etwas dagegen unternimmt. Weder wehrt sie sich, noch arbeitet sie an der Verarbeitung der Gefühle, die da in ihr ausgelöst werden. Sie bekommt Gift vorgesetzt und schluckt es bereitwillig.

Solche seelischen Gifte sind für den Menschen mindestens genauso schlimm wie Toxine, die er über seine Nahrung zu sich nimmt.

Irgendwann wird es für diese Person einfach zu viel; das System kann das ganze Gift nicht mehr unter Verschluss halten. Die Funktion der Nieren wird beeinträchtigt, sodass auch rein körperliche Giftstoffe nicht mehr ausgeleitet werden können, und die Erzeugung von Hormonen zur Blutbildung klappt auch nicht mehr einwandfrei. Die Blutqualität wird sowohl durch die im Körper befindlichen Toxine als auch durch die fehlenden Hormone schlechter, was dann zu weiteren Problemen an anderen Organen führt.

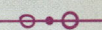 

Die eigentliche Ursache ist jedoch in der Kindheit, während der ersten sieben Lebensjahre, zu suchen. Zu oft hat dieses Kind gehört: *Sei ruhig … Das sagt man nicht … Tu, was man dir sagt … Rede nur, wenn du gefragt wirst …*

Die Liste dieser Sätze ließe sich beliebig verlängern. Sie sind ein Garant dafür, dass die Seele meint, sie sei nur liebenswert, wenn sie still ist und sich alles gefallen lässt. Genau mit dieser Grundeinstellung sammelt die Person dann aber in ihrem Leben immer mehr Gifte an, die letztlich zu körperlichen Symptomen führen.

Erkennen wir die wahren Ursachen, ausgehend von der Analyse der Finger, können wir helfen, diese Blockade zu lösen und Seele und Körper bei ihrem Selbstheilungsprozess zu unterstützen – hoffentlich, bevor das Organ versagt.

Anderes kann man wiederum an den Kniegelenken ablesen. Probleme mit den Knien lassen sich zumeist darauf zurückführen, dass diese Person vor etwas davonrennt. Während der neun Schwangerschaftsmonate und der ersten sieben Lebensjahre gab es immer wieder Verletzungen der Seele, die tief im Unterbewusstsein »versteckt« und nicht verarbeitet wurden. Später machen sich diese seelischen Verletzungen dann bemerkbar: Erinnerungen kommen hoch, die Person ist scheinbar grundlos traurig. Doch anstatt auf diese Warnsignale zu hören, ignoriert sie ihre Gefühle weiterhin, geht über sie hinweg, läuft vor ihnen davon. Irgendwann bahnt sich der seelische Schmerz dann einen anderen Weg: Um darauf hin-

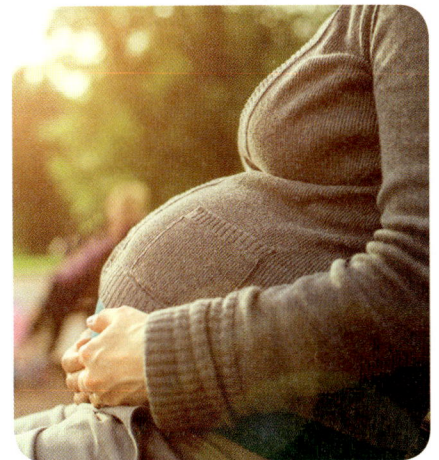

zuweisen, dass die Person nicht länger vor ihren Problemen davonlaufen kann, beginnt das Knie zu schmerzen. Auch hier können wir durch das genaue Beobachten des Körpers an die eigentliche Ursache der Probleme gelangen und die Blockade auflösen. So kann dann auch der Körper beginnen, wieder zu heilen.

Probleme mit dem Knie können auch auf andere Lebensthemen hinweisen: Zum Beispiel gibt es Menschen, die immer wieder einen »Kniefall« machen müssen, die sich immer wieder anderen Meinungen unterordnen (weil sie sich u. U. in einer wirtschaftlich abhängigen Situation befinden oder mit einem zu psychischem Missbrauch neigendem Partner zusammen sind) und ihre eigene Sicht der Dinge weder äußern noch leben. Schmerzende Knie sind dann Ausdruck der Seele, die sagen möchte: »Du tust etwas, was du nicht tun solltest! Erhebe dich von deinen Knien, steh auf, steh zu dir selbst!«

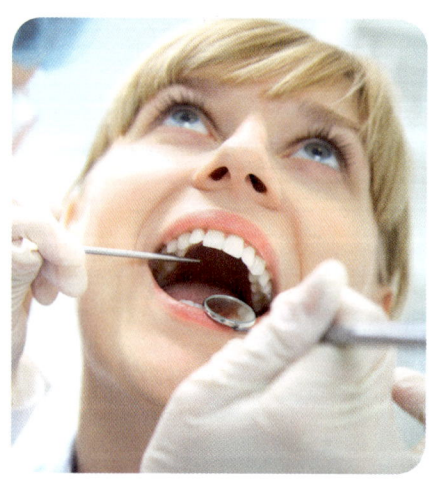

Auch unsere Zähne liefern uns Hinweise: Alle größeren Zahnprobleme sind in unausgesprochenen Dingen begründet – Geheimnissen, derer man sich schämt; Erlebnissen, die man noch niemandem anvertraut hat; Ideen oder Fantasien, für die man meint, ausgelacht zu werden, sollten sie an die Öffentlichkeit kommen …

Alles, was unsere Zähne betrifft, kann man auf solche geheim gehaltenen Gedanken zurückführen – etwas wird sozusagen hinter unseren Zähnen verschlossen und bahnt sich dann auf andere Weise seinen Weg. Im Umkehrschluss bedeutet das: Würde man es laut

aussprechen (es zum Beispiel dem Wasser, dem Wind oder dem Feuer erzählen, wie ich es in den Übungen des Kapitels »Das Auflösen von Blockaden«, Seite 159, empfehle), könnten sich Zahnprobleme von selbst lösen.

Wir können es ganz einfach zusammenfassen: Wenn wir irgendeine Unpässlichkeit erfahren, dann will unsere Seele uns etwas mitteilen, etwas,
was ihr so wichtig ist, dass sie auf den Körper zurückgreift, um sich Gehör
zu verschaffen.

Wir sollten diese Kommunikationsversuche nicht ignorieren, sondern
ihnen aufmerksam zuhören, lauschen und nachspüren. Was will unsere
Seele uns sagen? Wo sind wir vom Weg abgekommen? Wo verbiegen wir
uns selbst für etwas, was wir eigentlich gar nicht wollen? Wo sitzen Blockaden in uns, die aus alten Verletzungen stammen?

Bei unserer Genesung und Ganzwerdung ist es eine große Hilfe, diese
Hinweise genau anzuschauen, unserer Seele wirklich aufmerksam zu
lauschen und die Botschaften ernst zu nehmen, die sie uns übermittelt.
Wir sollten sowohl unserer Seele als auch der Unpässlichkeit danken, dass
sie uns auf ein Thema aufmerksam gemacht haben, das der Annahme
und der Heilung bedarf. Die Unpässlichkeit ist weder Strafe noch eine
Gemeinheit des Universums uns gegenüber. Vielmehr ist sie ein liebe-
volles Zeichen unserer Seele, die uns warnt, bevor weit Schlimmeres pas-
siert. Wenn wir die Unpässlichkeit in dieser Weise betrachten, können
wir sie tatsächlich willkommen heißen und sie als Freund bzw. Freundin
betrachten. Wir können sie fragen: »Was möchtest du mir sagen? Worauf
soll ich achtgeben?«

Wir können ihr so freundlich begegnen, dass wir ihr einen Namen
geben. Das mag sich für dich vielleicht seltsam anhören, aber ich meine

das wirklich ganz wortwörtlich. Als bei mir Prostatakrebs diagnostiziert wurde, habe ich diesen Krebs liebevoll »Gustav« genannt. Ich habe ihm gedankt, dass er zu mir gekommen ist und mich auf Unstimmigkeiten in meinem Leben aufmerksam gemacht hat. Jeden Abend vor dem Zubettgehen habe ich Gustav gefragt, was er mir sagen möchte. Erst einmal erhielt ich über mehrere Monate keine Antwort, doch dann eines Nachts – als mein Unterbewusstsein die Problematik erfasst und aufgearbeitet hatte – erschien ein Bild in meinen Träumen: Ich stand mit meinem Vater am Rand eines Fußballplatzes, auf dem meine Brüder spielten. Ich stand einfach da und hatte das Gefühl, nicht dazuzugehören. Dann drehte sich mein Vater zu mir um und sagte: »Du wirst genauso geliebt wie deine Brüder!« Diese Aussage überraschte mich sehr, denn ich muss gestehen, dass ich immer dachte, meinem Vater beweisen zu müssen, dass ich ebenfalls gut genug war. Doch die Bilder, die mir der Krebs »Gustav« zeigte, machten mir deutlich, dass mein Vater gar nicht wollte, dass ich ihm irgendetwas bewies. Ich war für ihn so in Ordnung, wie ich war. Da während meiner Krankheit diese Bilder täglich in mir aufschienen, konnte ich mich jeden Tag mit ihnen auseinandersetzen und nach und nach das Thema auflösen, das ihnen zugrunde lag: mein eigenes Gefühl der Minderwertigkeit, das mich dazu gebracht hatte, mich im Job zu verausgaben. Nachdem dieses Thema aus meinem Leben verschwunden war, verschwand auch Gustav, denn er hatte seine Arbeit getan!

Das meine ich damit, wenn ich sage, dass es wichtig ist, unsere Unpässlichkeit anzunehmen und sie freundlich zu behandeln. Dann wird sie zu einem echten Freund, der uns das Leben letzten Endes leichter macht.

DIE HÄNDE SPRECHEN BÄNDE

Hände sind unglaublich wichtige Kommunikationswerkzeuge. Mit ihnen *begreifen* wir das Leben im wahrsten Sinne des Wortes. Wir geben und nehmen mit unseren Händen, wir berühren einander und erfühlen die Dinge, die uns umgeben.

Gerade das Nehmen und Geben hat eine hohe symbolische Bedeutung – und Probleme mit diesen Qualitäten zeichnen sich oft deutlich in der Form unserer Hände und Finger ab. Wenn wir Schwierigkeiten haben, etwas anzunehmen, was uns geschenkt wird oder was wir uns selbst verdient haben, hat dies immer mit eigenen Wertigkeitsthemen zu tun. Wir denken dann, dass wir es nicht wert sind, etwas zu bekommen (ganz gleich, ob sich dies auf materielle Dinge oder emotionale Aspekte bezieht).

Haben wir dagegen Schwierigkeiten, zu geben, ist dies meist auf Verletzungen in der frühen Kindheit zurückzuführen. Vielleicht haben wir als Kind versucht, unserem Vater oder unserer Mutter eine schöne Kastanie zu schenken, die wir gefunden hatten, und sind auf Zurückweisung gestoßen: »Was soll ich mit dieser Kastanie? Davon gibt es doch Tausende!« Das führte dazu, dass wir uns verschlossen und später nicht mehr in der Lage

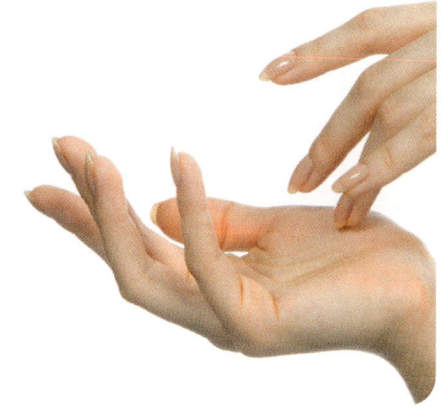

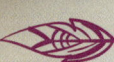

waren, etwas zu geben. Wir entwickelten die Angst, dass das, was wir geben können, nicht wertvoll genug sei. All diese Themen kann man an den Händen ablesen, wie wir später noch sehen werden. Und was man erkannt hat, kann man auch verändern …

Bevor wir uns den einzelnen Fingern zuwenden, sollten wir zuerst prüfen, ob wir es bei uns selbst oder unserem Klienten mit einem Rechts- oder einem Linkshänder zu tun haben. Wahrscheinlich werden jetzt viele lachen, aber glaubt mir, es gibt wirklich unglaublich viele Menschen, die nicht wissen, ob sie Rechts- oder Linkshänder sind. Gerade die ältere Generation, die als Linkshänder in der Schule umerzogen wurde, hat da so ihre Probleme.

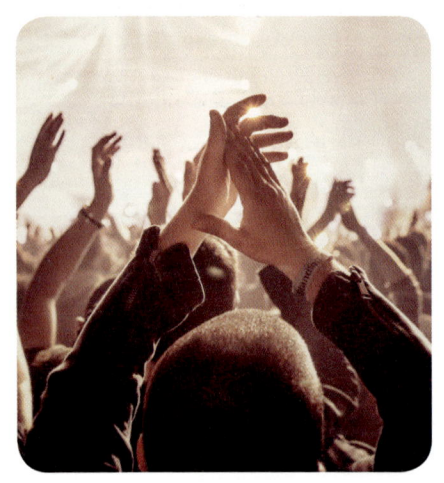

Aber es gibt einen recht einfachen Test:

1. Halte deine linke Hand mit der Handfläche nach oben, und klatsche mit den Fingerspitzen der rechten Hand auf die offene linke Handfläche. Achte auf die Lautstärke und auf das Gefühl.
2. Halte nun deine rechte Hand mit der Handfläche nach oben, und klatsche mit den Fingerspitzen der linken Hand auf die offene rechte Handfläche. Achte auch hier wieder auf die Lautstärke und auf das Gefühl.

Sollte das Klatschen mit der rechten Hand lauter und auch das Gefühl intensiver sein, bist du ein Rechtshänder. Ist es umgekehrt, bist du ein Linkshänder.

Wenn sich beide Seiten völlig identisch anfühlen, gibt es noch einen weiteren Test: Stelle dir einfach vor, du wärest bei einem Konzert und möchtest nach einem Lied Applaus spenden. Klatsche einfach los!

Ein Rechtshänder klatscht mit der rechten Hand in die linke Hand, ein Linkshänder macht das genau umgekehrt. Ein umerzogener Linkshänder wiederum klatscht mit beiden Händen gleichzeitig gegeneinander.

Mit einem von diesen beiden Tests solltest du schnell selbst herausfinden können, ob du Rechts- oder Linkshänder bist.[2] Dies genau zu wissen, ist für das weitere Vorgehen überaus wichtig, wenn es darum geht, zu erkennen, aus welcher Richtung eine Blockade kommt. Alles, was beim Rechtshänder auf der rechten Seite erkannt wird, ist ein männliches Thema, alles auf der linken Seite ein weibliches Thema. Beim Linkshänder ist es genau umgekehrt: Rechts sitzen die weiblichen Themen, links die männlichen.

Mit männlichen und weiblichen Themen meine ich, dass die Blockaden, die entdeckt werden, zum Beispiel aus Verletzungen entstanden, die – ganz simpel – vom Vater oder von der Mutter verursacht wurden oder aber geschlechtsspezifische Verletzungen sind wie zum Beispiel eine Blockade, die daher rührt, dass einer Frau immer wieder gesagt wurde, dass Frauen ohnehin nichts taugen.

Seelische Verletzungen, die einen gesellschaftlichen Hintergrund haben, zum Beispiel das Gefühl der Unterdrückung in einer Diktatur, zeigen sich meist auf beiden Seiten, ohne dass sie geschlechtsspezifische Unterschiede aufweisen würden.

---

2 Falls du ein ausgebildeter Schlagzeuger sein solltest, funktionieren diese Tests allerdings nicht, da die Koordination deiner Hände eine andere ist als bei Nicht-Schlagzeugern. Aber in diesem Fall wirst du wahrscheinlich ohnehin längst genau wissen, ob du Rechts- oder Linkshänder bist.

Zu erkennen, ob wir selbst bzw. unser Klient Rechts- oder Linkshänder ist, ist also insofern von Bedeutung, als wir daraus erkennen können, aus welcher Richtung (Vorfahren väterlicherseits, Vorfahren mütterlicherseits, Männerthemen allgemein, Frauenthemen allgemein etc.) die Blockade stammt. Das macht es erheblich einfacher, schnell zum Kern der Sache vorzudringen, diese Blockade zu lösen und den Heilungsprozess in Gang zu setzen.

Der Vollständigkeit halber möchte ich zusätzlich zum Unterschied von Rechts- und Linkshändigkeit auch noch auf die Unterscheidung zwischen Plus- und Minushand hinweisen. Mit der Plushand gibt man Energie, mit der Minushand nimmt man sie. Festzustellen, welche deiner eigenen Hände gebend bzw. nehmend ist, ist relativ leicht: Wenn du deine Hände faltest, also die Finger ineinander verschränkst, wird automatisch der Daumen einer Hand oben liegen. Diese Hand ist deine Plushand, die andere deine Minushand. Diese Unterscheidung ist für den Zweck dieses Buches nicht wirklich entscheidend, aber es ist gut, diese Unterscheidung zu kennen, denn manchmal kann das Wissen um solche Dinge dann doch einen wichtigen Hinweis liefern.

Schauen wir uns nun nacheinander die einzelnen Finger an und gehen in die Praxis!

Alle Bilder und Beispiele beziehen sich auf Rechtshänder. Linkshänder bitte ich, hier jeweils umzudenken und die männliche und weibliche Thematik zu vertauschen.

Die Blockaden, über die ich spreche und die sich in körperlicher Form manifestiert haben, stammen zum Teil aus unserer Ahnenlinie oder aus unseren vorherigen Inkarnationen. Teilweise bauen wir auch in unserem

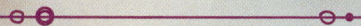

aktuellen Leben Blockaden auf, die sich deutlich an unseren Fingern ablesen lassen. Oft gründen sie dann auf den Erfahrungen unserer Ahnen und tragen jene weiter.

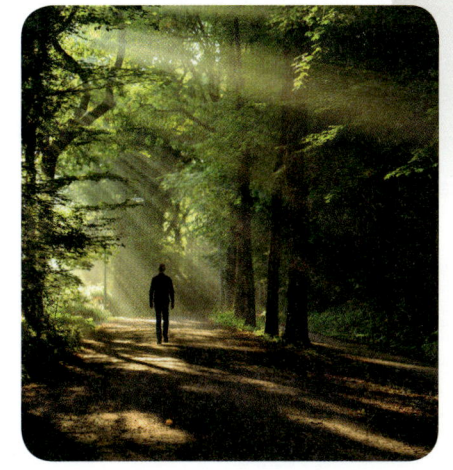

Die Beispiele, die ich in den einzelnen Kapiteln wähle, sind jeweils nur ein winziger Ausschnitt der möglichen Ursachen. Hier gilt es, im einfühlsamen Gespräch mit dem Klienten (oder in intensiver Selbsterforschung) abzuklären, woher genau die Blockade kommt. Die Form der Finger gibt uns einen ersten deutlichen Hinweis, der dieses Gespräch einleitet und in die richtige Richtung führt, sodass auch Menschen, die sich nicht an vieles aus ihrer Kindheit erinnern können, auf die richtige Spur gebracht werden. Das Weitere ergibt sich dann meist von selbst. Manchmal spricht man nur etwas an, was man aufgrund der Form der Finger erahnt, und schon beginnen bei den Menschen die Tränen und die Worte zu fließen. So kommt man dann nach und nach der wirklichen seelischen Ursache der Blockade auf den Grund und kann damit beginnen, diese Blockaden aufzulösen und den Selbstheilungskräften des Menschen Raum zu geben.

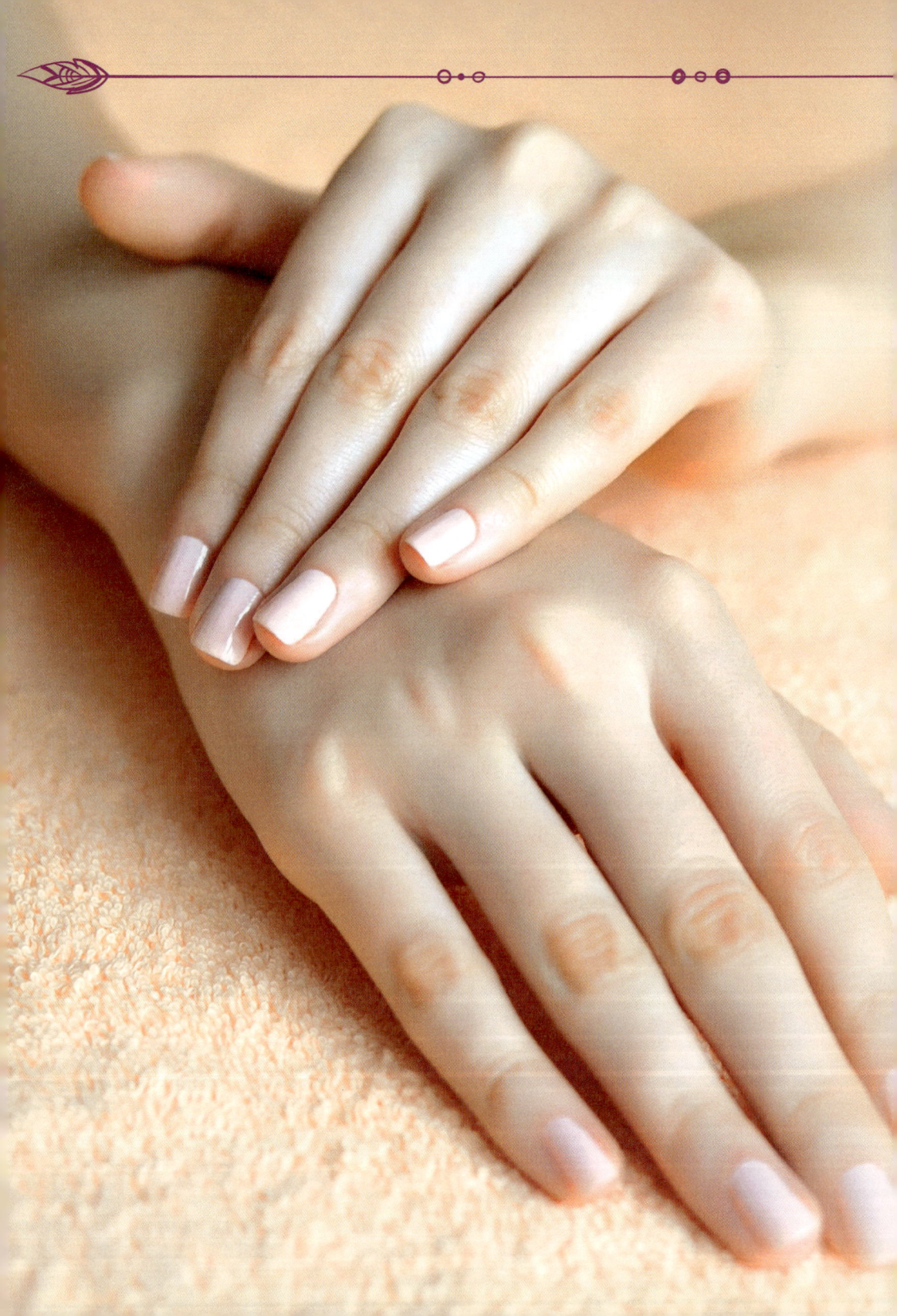

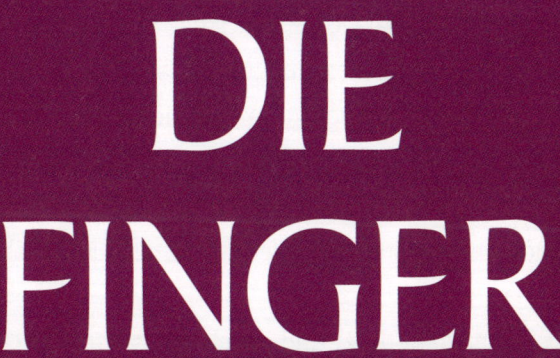

DIE FINGER

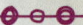

Kleiner Finger

Der kleine Finger steht generell für die Reinheit und Klarheit des Herzens, die Fähigkeit, dein inneres Wissen sowie deine Intuition zu leben. Ist er gerade, gleichmäßig geformt und zeigt keine ungewöhnlichen Veränderungen gegenüber den anderen Fingern, weist dies auf dein Vertrauen hin, dass dein Seelenplan der richtige für dich ist und dass du ihn im reinen Bewusstsein erfüllen kannst. Der kleine Finger ist ein Symbol für deine Ausgeglichenheit und deine innere Stärke. Seine Ebenmäßigkeit ist das klare Zeichen, dass du in Harmonie und Liebe mit deinem Umfeld umzugehen verstehst, ohne etwas von anderen zu erwarten. Man erkennt am kleinen Finger, wie stark und selbstbewusst deine Seele sich nach außen gibt, wie stark und klar sie Entscheidungen trifft und wie sehr sie dabei auch auf Erfahrungen aus früheren Leben zurückgreifen kann. Der kleine Finger zeigt auch an, wie frei und offen du deine Talente leben kannst.

Wurde die Seele jedoch verletzt und abgelehnt, verschließen sich alle Potenziale der Seele, und sie wird sich nicht mehr frei und offen geben können. Diese Verletzungen, die ich im Folgenden eingehender beschreiben werde, haben einen extremen Einfluss auf alle Entscheidungen in deinem Leben. Und diese Verletzungen können wir am kleinen Finger in Form entsprechender Krümmungen, Schwellungen oder Nagelveränderungen erkennen.

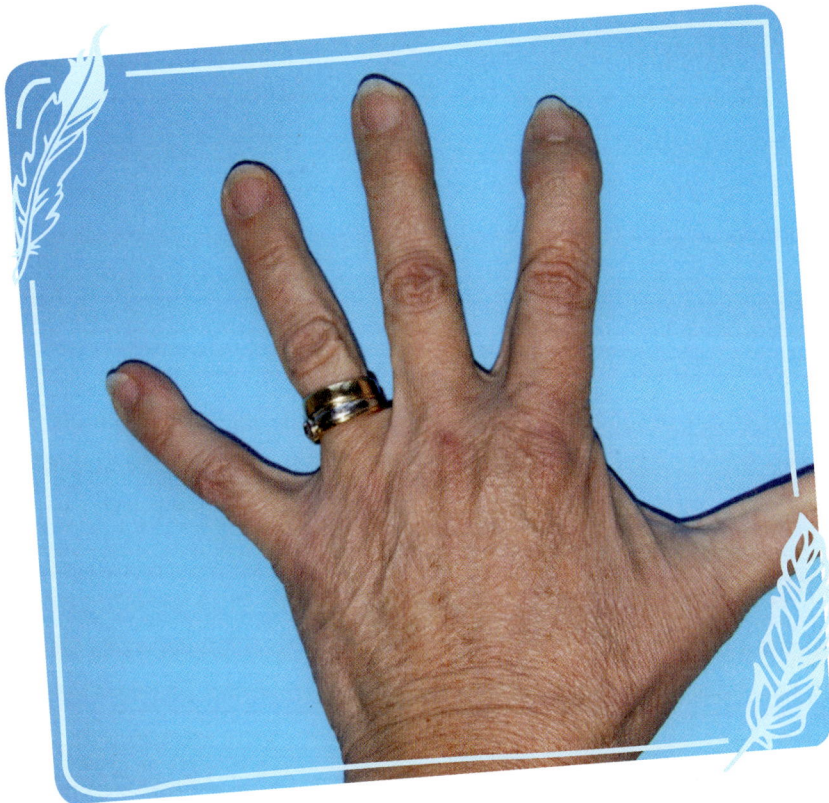

Der linke kleine Finger

Zuerst achten wir darauf, ob der kleine Finger sich vom Ansatz bis zum ersten Knöchel explizit nach außen richtet. Eine solche Abspreizung weist darauf hin, dass die Seele nicht wirklich willkommen war – und zwar ab dem Zeitpunkt, zu dem Eizelle und Samenzelle aufeinandertrafen und der Seelenstrahl (mit dem Willen zur Inkarnation) dazukam. Vielleicht war die Mutter zu dem Zeitpunkt, als sie die Schwangerschaft bemerkte, in einer schwierigen finanziellen Situation oder wusste nicht, wer der Kindsvater war. Hier lassen sich viele Szenarien vorstellen, warum die Mutter überlegte, das Kind (also die Inkarnation der Seele) nicht bekommen zu

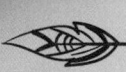
können und abtreiben zu lassen: *Ist das der richtige Zeitpunkt für ein Kind? Ich habe doch gerade erst eine Ausbildung begonnen ... Schon wieder schwanger? Wir bekommen doch die zwei anderen Kinder kaum satt ... Oh nein, ich wollte doch endlich zum Studieren ins Ausland ... Schlimmer geht es ja nicht, jetzt, wo wir gerade den Kreditvertrag für das Haus unterzeichnet haben ... Ausgerechnet jetzt, wo ich meine Arbeit verloren habe ...*

Diese Gedanken kann sich die Mutter allein gemacht, sie aber auch mit ihrem Partner besprochen haben. Alle diese Überlegungen können dazu geführt haben, dass in der Seele, die in dem Kind Platz genommen hat, Blockaden entstanden sind, die sich im späteren Leben mit nicht vorhersehbaren Folgen zeigen.

Wenn eine Seele sich nicht willkommen fühlt, kann es sein, dass sich später ein Problem mit dem Selbstwertgefühl ergibt: *Ich kann das nicht ... Ich schaffe das nie ... Ich tauge zu nichts ...*

Das hat natürlich Konsequenzen sowohl im privaten als auch im beruflichen Bereich, wo sich dieser Mensch so eingeschränkt fühlt, dass er nicht erreicht, was er sich vornimmt, ständig vor scheinbar unlösbaren Problemen steht oder gar ein Suchtverhalten entwickelt, um sich von seinem eigenen Gefühl der Wertlosigkeit abzulenken. Übertriebene Selbstzweifel, Depressionen und Burn-out-Symptome folgen meist auf dem Fuße.

Die Gedanken der Mutter (Existenzangst aufgrund der überraschenden Schwangerschaft) können sogar so tief sitzen, dass Menschen mit einer solchen Blockade keine eigenen Kinder zeugen oder empfangen können. Zu sehr ist eine Schwangerschaft mit existenzieller Angst verknüpft und hat entsprechende Auswirkungen auf die Funktion der Geschlechtsorgane.

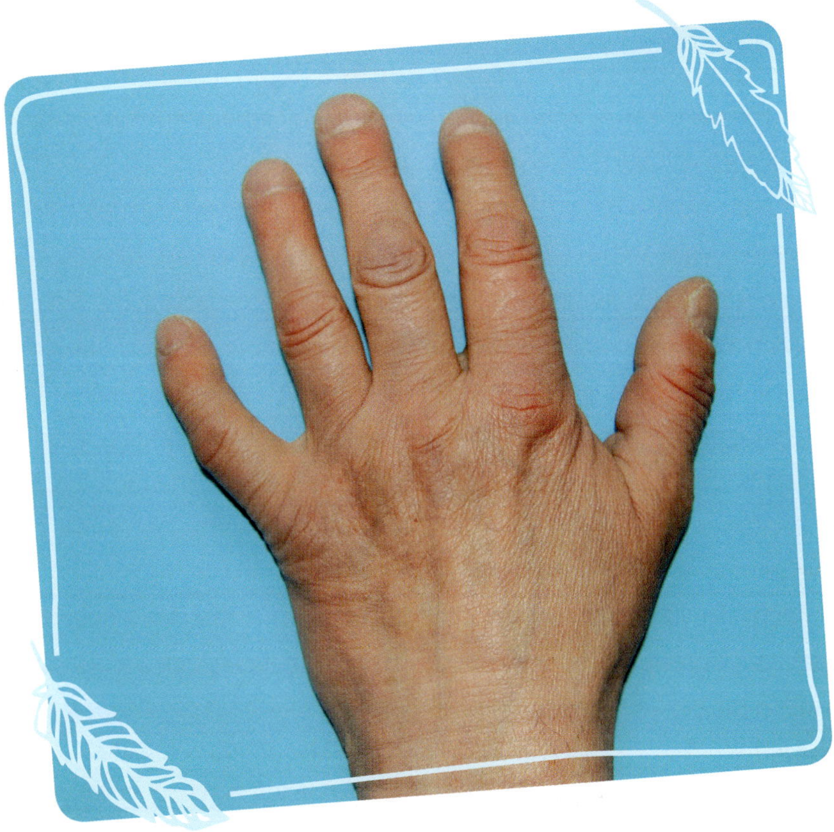

Des Weiteren achten wir auf die Krümmung des kleinen Fingers vom ersten Knöchel bis zur Fingerspitze. In diesem Fall ist der kleine Finger erst schräg nach außen gerichtet oder auch gerade und biegt sich dann zum Ringfinger hin, was darauf hindeutet, dass diese Seele unter starkem Herzschmerz leidet, weil sie zu wenig oder gar nicht beachtet wurde. Hier spricht man auch von einer Missachtung der Seele. Diese Art der Verletzung bildet sich meist zwischen den neun Schwangerschaftsmonaten und den ersten sieben Lebensjahren heraus.

Hier könnte es zum Beispiel so gewesen sein, dass der Vater die Mutter aufgefordert hat, mit ihm auszugehen, sie das aber aufgrund ihrer Schwangerschaft bzw., weil sie sich zu dick fand, nicht wollte: *Ich sehe*

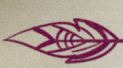

*unmöglich aus mit meinem dicken Bauch … Wenn ich nicht schwanger
wäre, könnte ich das Leben auch genießen … Hätte ich mich bloß nie für
Kinder entschieden … Ich opfere meine besten Jahre …*

Manche Mütter halten ihren Kindern später vor, wie viele Opfer sie für
sie gebracht haben, und geben den Kindern zu verstehen, dass es ohne
sie viel besser gelaufen wäre. Oder sie schaffen es einfach nicht, sich um
ihre Kinder zu kümmern, weil ihr Berufsleben sie so sehr einspannt.
Wirtschaftliche Zwänge, das Gefühl der Mutter, durch die Kinder etwas
verpasst und ihr eigenes Leben nicht gelebt zu haben, oder auch ein be-
hindertes Geschwisterkind, dem die komplette Aufmerksamkeit der Mutter zuteilwurde – es gibt viele Ursachen dafür, dass eine Seele sich nicht
angenommen oder missachtet fühlt.

Auch hier kann sich später eine Unfruchtbarkeit bei dem- oder derje-
nigen entwickeln, der oder die diesen Herzschmerz erlitten hat. Dadurch,
dass die Mutter es vorgelebt hat, wird der Gedanke wach: *Wenn ich später Kinder bekomme, werde ich in meiner Freiheit eingeschränkt … Kinder bedeuten Armut … Kinder nehmen jede freie Zeit in Anspruch …*

Weil die Seele missachtet wurde, kann sie auch dazu tendieren, der
erfahrenen Ablehnung recht zu geben und den Fehler bei sich zu suchen:
*Ich bin es einfach nicht wert, geliebt zu werden … Ich bekomme nie
einen Partner … Niemand interessiert sich für mich, weil ich so unglaublich langweilig bin …*

Ein Mensch mit einer solchen Verletzung wird es sehr schwer haben,
sich selbst anzunehmen und somit auch zur Liebe für andere fähig zu
werden. Meist gehen solche Menschen sehr einsam durchs Leben, wenn
sie es nicht schaffen, diese Blockaden zu erkennen und aufzulösen.

(Mit dem Auflösen der Blockaden beschäftigen wir uns ab Seite 159.)

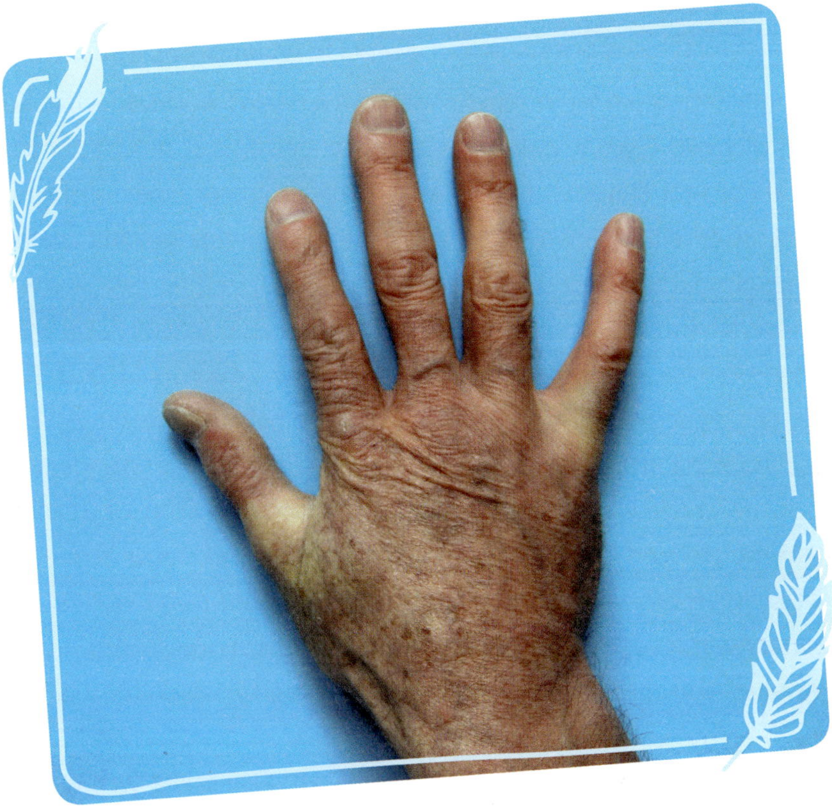

Der rechte kleine Finger

Finden wir die genannten Verformungen am rechten kleinen Finger, beziehen sich die Verletzungen auf die männliche Seite. Die Abspreizung nach außen ist dann oft auf den Vater zurückzuführen, der vielleicht, als er von der Schwangerschaft erfuhr, Panik bekam und am liebsten spurlos verschwunden wäre oder dies sogar getan hat. Gerade sehr junge Männer sind oft mit der Verantwortung, die mit der Vaterschaft einhergeht, überfordert. Waren sie bislang nur sich selbst gegenüber Rechenschaft schuldig, sind da jetzt plötzlich Frau und Kind, die versorgt werden müssen. Das Geld muss für drei reichen, und viele Männer sehen ihre Freiheit

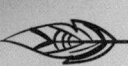

schwinden. Statt eines Motorrads oder eines Sportwagens muss es nun ein Kombi sein, statt der Wohnung, die man jederzeit wechseln kann, soll es plötzlich ein Eigenheim sein, und im Job, der bislang nur Mittel zum Zweck war und den man nur so lange machte, wie es einem erträglich schien, ist durch die finanziellen Verbindlichkeiten eine bedrohliche Abhängigkeit spürbar. Viele Männer haben dann das Gefühl, dass sich »die Schlinge um ihren Hals enger zieht«, und wollen ausbrechen. Auch wenn sie sich letztlich ihrer Verantwortung stellen, spürt die neu ankommende Seele den Widerwillen und die unterbewusste Schuldzuweisung: *Wenn das Kind nicht wäre, hätte ich noch die Freiheit, zu kommen und zu gehen, wann ich wollte ... Wenn das Kind nicht wäre, wäre ich finanziell unabhängiger und beweglicher ... Wenn meine Frau nicht schwanger wäre, könnte ich mal für ein Jahr verschwinden und etwas völlig Neues ausprobieren ... Wenn ich nicht diese Familienkutsche fahren müsste, könnte ich mit meinen Freunden den Motorradtrip durch die USA machen ...*

Zugegebenermaßen recht unreife Gedanken, aber leider werden viele Männer erst sehr spät wirklich erwachsen. Und jeder dieser unreifen Gedanken teilt dem Kind mit, dass es hier nicht bedingungslos willkommen ist.

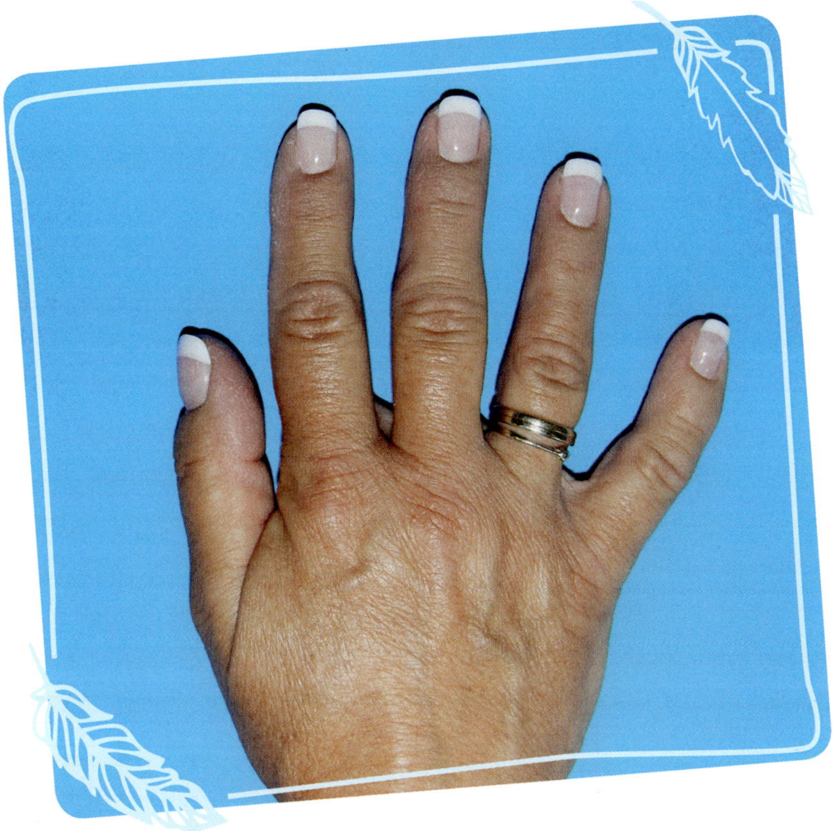

Können wir eine Krümmung des kleinen Fingers vom ersten Knöchel bis zur Fingerspitze in Richtung des Ringfingers feststellen, dann wurde die Seele von männlicher Seite missachtet. Vielleicht war die Geburt einer Tochter eine Enttäuschung, weil sich der Vater einen Sohn gewünscht hatte. Auch wenn das nach einer längst vergangenen Gesellschaftsstruktur klingt, gibt es so etwas auch heute noch. Vielleicht entspricht aber auch der Sohn nicht den Erwartungen, die der Vater an ihn stellt. Auch die Abwesenheit des Vaters aus beruflichen Gründen kann oft dazu führen, dass sich ein gewisser Herzschmerz beim Kind entwickelt und noch Jahre später, beim Erwachsenen, spürbar ist. Eine Trennung der Eltern, bei der auch heute noch die Kinder meist

bei der Mutter bleiben und der Vater »geht«, kann sich entsprechend auswirken.

Die meisten Eltern meinen es ja gut mit ihren Kindern und sind sich mancher Zusammenhänge gar nicht bewusst, weil sie sich in die Seelenwelt eines Kindes nicht genug einzufühlen vermögen. Ein Vater kann seine Tochter auch über alles lieben und sie nach Strich und Faden verwöhnen – verlässt er dann aber das Haus, weil er zum Beispiel auf eine Geschäftsreise muss oder seine Arbeit an weit entfernten Orten stattfindet (Montagearbeiter, Lkw-Fahrer etc.), kann das Kind dennoch Verlassensängste entwickeln, die einen starken Herzschmerz erzeugen. Es gibt auch Väter, die ihre Töchter sozusagen auf Händen tragen, die sich aber mit dem Eintritt ihrer Tochter in die Pubertät distanzieren, weil sie befürchten, ihnen könnte ein sexuelles Verhältnis mit ihrer Tochter unterstellt werden. Auch dieses Distanzieren kann in der Seele der Tochter Verlassensängste wecken: *Was habe ich falsch gemacht? Warum hat mich Vater nicht mehr so lieb wie früher?*

Ebenso kann unterbewusster Druck wirken: Der Vater will seinem Sohn vielleicht in guter Absicht zeigen, was er Tolles auf die Beine stellen kann, erzeugt dabei aber bei seinem Kind das Gefühl, es genau so machen zu müssen und nur dann geliebt zu werden.

Kinderseelen erscheinen manchmal unglaublich robust, und man wundert sich, mit welchen Situationen Kinder umzugehen verstehen. Und dann gibt es scheinbare Kleinigkeiten, die wir als Erwachsene gänzlich übersehen und die dennoch tiefe innere Wunden schlagen.

Ich hatte vor einiger Zeit einen Klienten, einen jungen Mann, dessen kleiner Finger rechts sowohl nach außen abgespreizt war als auch vom ersten Fingerknöchel bis zur Fingerspitze zum Ringfinger hin gebogen war. Er war bei mir, weil er das Gefühl hatte, dass ihm nichts im Leben wirklich gelang. Alles, was er begann, scheiterte oder verlief im Sande. Aus diesem Grund entwickelte er langsam eine regelrechte Depression.

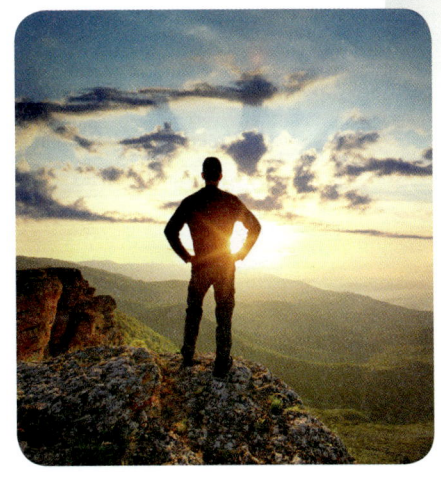

Ich fragte nach seinem Vater, und er sagte, dass er ihn nicht kenne. Auch seine Mutter kannte den Vater nicht. Wir sprachen lange miteinander, und immer stärker zeigte sich sein Wunsch, seinen Vater kennenzulernen. Er meinte, dass ihm nie jemand wirklich erklärt hätte, worauf es im Leben ankomme.

Aufgrund seiner Erzählung erklärte ich ihm, dass sein Seelenplan, den er vor seiner Inkarnation gefasst hatte, genau diesen Herzschmerz beinhaltete. Genau das, dieses Aufwachsen ohne den Vater, war Teil seines Seelenplans, den er sich für diese Inkarnation ausgesucht hatte. Je länger wir darüber sprachen, desto mehr konnte er sich mit dieser Aussage anfreunden und desto befreiender wirkte dieses neue Wissen. Er war keinem unausweichlichen Schicksal ausgeliefert, das blind Leid und Freude verteilte. Nein, er selbst war es, der diesen schwierigen Weg gewählt hatte. Etwas begann sich in ihm zu lösen. Seine Seele öffnete sich, und seine Heilung konnte ihren Anfang nehmen. Er wurde seinem Leben und sich selbst gegenüber positiver gestimmt und konnte Dinge anders angehen, sodass sie ihm nun gelangen.

Ringfinger

Der Ringfinger zeigt dir dein Seelenbewusstsein, deine Verbindung mit deinem Körper und deinen Gedanken, und er weist darauf hin, ob du in der Lage bist, zu sagen, was du denkst und fühlst. Ein Ring symbolisiert eine Verbindung, und so ist auch der Ringfinger ein Hinweis darauf, wie sehr deine Gefühle mit deinem Ausdruck in der Welt verbunden sind. Sind dein Denken und Fühlen in Einklang mit deiner Kommunikation? Der Ringfinger ist der Finger, an dem du erkennst, ob du eins bist mit deiner Seele und deinem Bauchgefühl. Vertraust du dir selbst? Lebst du dein Potenzial, deine innere Stärke? Der Ringfinger deutet auf die innere Geschlossenheit deiner Seele hin. Wenn du dich selbst achtest, dir mit Respekt begegnest, zu dir stehst und dein Inneres zum Ausdruck bringst, schnürst du dich und deine Seele nicht unnötig ein und wirst mit jedem Tag freier.

Sollte sich der Ringfinger gekrümmt zeigen, will dir deine Seele eine Botschaft zu diesen Themen vermitteln, dir vielleicht sagen, dass du nicht ganz klar mit deinen Gefühlen umgehst und nicht eins mit deinem Ausdruck bist.

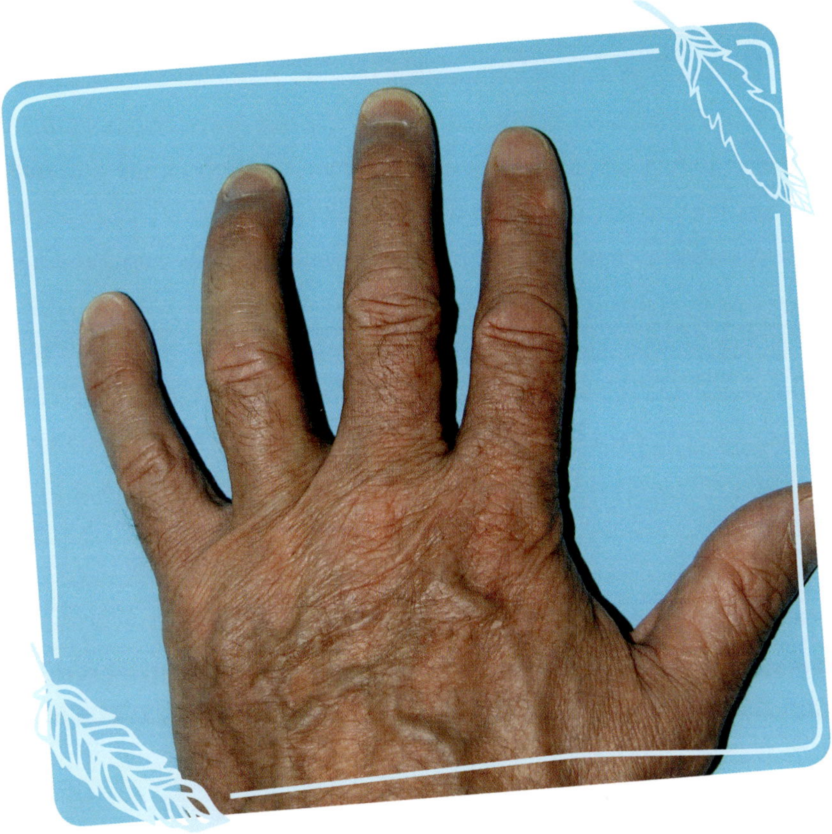

Der linke Ringfinger

Kann man bei einer Person eine Krümmung des Ringfingers zum Mittelfinger erkennen, ist davon auszugehen, dass sie immer wieder Magen- und Darm- oder Unterleibsprobleme hat, die einen seelischen Hintergrund haben. Durch den Ringfinger läuft der Meridian, der mit den Bauch- und den Beckenorganen in Verbindung steht.

Einerseits kann eine Krümmung anzeigen, dass diese Person ständig etwas hinunterschluckt und nicht sagt, was sie wirklich denkt, oder dem nicht Ausdruck verleiht, was sie belastet, weil ihr in frühester Kindheit

durch Verbote und Gebote eingebläut wurde, ruhig zu sein, nicht aufzufallen, nicht zu widersprechen und so weiter. Andererseits kann die Krümmung auch anzeigen, dass diese Person seelisch Dinge aufgenommen hat, die ihrer Mutter während der Schwangerschaft im wahrsten Sinne des Wortes auf den Magen geschlagen sind. Das können Ängste gewesen sein, aber auch Gebote und Verbote, denen die Mutter ausgesetzt war und gegen die sie sich nicht hat wehren können. Vielleicht war die Schwangerschaft schwierig, und die Mutter wurde gegen ihren Willen wie ein rohes Ei behandelt. Vielleicht hat sie aber auch das Desinteresse des Kindsvaters verletzt, war jedoch nicht in der Lage, dieses Interesse einzufordern, weil sie den Mann nicht vertreiben wollte.

Andererseits kann die Krümmung auch darauf hindeuten, dass diese Person immer Dinge schlucken musste, die von weiblicher Seite aus auf sie zukamen. Vielleicht gab es eine überkritische Mutter, die an allem herummäkelte, die man aber nicht durch Ablehnung beleidigen wollte. Vielleicht wurde auch beobachtet, dass die Mutter oder Frauen allgemein in der eigenen Familie nicht geschätzt wurden, was aber aus verschiedenen Gründen einfach hingenommen wurde.

Vielleicht ist auch die Mutter früh verstorben, und es war kein Raum für Trauer da – man musste funktionieren, sich unter Umständen selbst um die Geschwister kümmern und die Mutter ersetzen.

Während der Schwangerschaft können folgende Gedanken der Mutter die neu ankommende Seele beeinflusst und verletzt haben: *Wenn ich nicht schwanger wäre, würde ich mich sofort von diesem Grobian trennen … Ich hätte so gern eine andere Arbeit, aber ich kann es mir jetzt mit dem Kind einfach nicht erlauben, zu kündigen, also ertrage ich weiter die Beleidigungen durch meinen Chef … Alle trampeln auf mir herum, aber wenn ich mich wehre, werden sie mich verlassen, und ich stehe mit dem*

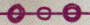

Kind ganz allein da ... Wenn ich meine Meinung sage, werden sich alle von mir abwenden ...

Es wird also in der Schwangerschaft oder in den ersten sieben Lebensjahren des Kindes enorm viel heruntergeschluckt, was eigentlich Gegenwehr erfordern würde und was letztlich zu Magen- und Darmproblemen führt, unter denen wahrscheinlich schon die Mutter gelitten hat.

Zu Unterleibsproblemen kommt es vor allem dann, wenn die Mutter aus irgendwelchen Gründen ihre eigene Weiblichkeit abgelehnt hat: *Wenn ich keine Frau wäre, könnte ich auch nicht schwanger werden. Männer sind viel freier ... Mein Mann hat schon recht, wir Frauen taugen einfach nichts ... Ich darf von meinem Mann keine Zärtlichkeit fordern, sonst verlässt er mich und das Kind ...*

Solche Gedanken schlagen auf den Unterleib, sowohl bei der Mutter als auch bei dem Kind, vor allem, wenn das Kind ebenfalls weiblich ist, da es die Botschaft erhält, dass Weiblichkeit nichts wert sei.

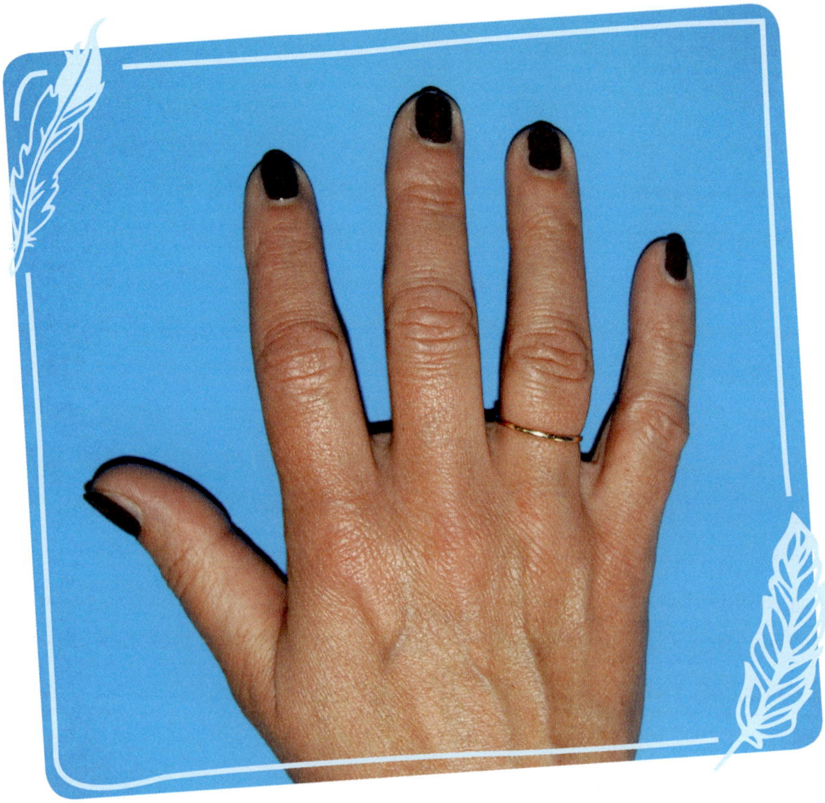

Der rechte Ringfinger

Finden wir die Krümmung des Ringfingers zum Mittelfinger auf der rechten Seite, liegen die seelischen Ursachen von Magen- und Darm- bzw. Unterleibsproblemen eher auf der männlichen, also auf der Vaterseite.

Vielleicht musste der Vater, weil er die Familie zu versorgen hatte, unglaublich viel bei der Arbeit herunterschlucken und konnte dort nicht seine wirkliche Meinung sagen. Vielleicht wollte er beruflich auch etwas völlig anderes machen, hat seinen Traum aber zugunsten der jungen Familie an den Nagel gehängt und das nie verwunden.

Ebenso gibt es Männer, die sich von ihrer Frau alles gefallen lassen und jede Stimmungsschwankung mit Schwangerschaftshormonen erklären, insgeheim jedoch an die Decke gehen könnten.

Manchmal müssen sich Männer auch von den Eltern oder Schwiegereltern anhören, dass sie nicht gut genug für ihre Familie sorgen würden.

All diese Gedanken, all dieser Ärger, der nicht artikuliert wird, führt zu Magen- und Darmproblemen. Man schluckt etwas herunter, was man nicht verdauen kann.

Unterleibsprobleme kommen hier zustande, wenn Männlichkeit nicht gelebt werden kann. Väter, die ihre Familie nicht versorgen können – weil sie arbeitslos sind, weil sie einen Unfall hatten und berufsunfähig werden, weil ihre Arbeit schlecht bezahlt ist, weil die Inflation zu schnell voranschreitet –, kommen sich oft selbst als Versager vor. Sie haben das Gefühl, nicht »ihren Mann stehen« zu können, was sich ganz wörtlich auf ihre Unterleibsorgane auswirkt. Prostata- und Potenzprobleme sind die Folge – und können auch an die nächste Generation weitergegeben werden, wenn die Schuld- und Schamgefühle tief genug sitzen.

Das ist auch der Grund, aus dem immer mehr Männer in der westlichen Welt an solchen Problemen leiden: Die wirtschaftliche Situation, der Wettbewerb wird immer schärfer, und vor allem ist er immer stärker mit Wertigkeitsthemen verbunden. Schlimm genug, dass das Geld vorn und hinten nicht reicht, jetzt wird auch die Wertigkeit des Mannes als solcher in Zweifel gezogen. Wer keinen gut bezahlten Job hat, gilt als Versager und ist für viele kein richtiger Mann. Viele Männer bleiben aus diesen Gründen in unbefriedigenden Jobs, quälen sich durch immer mehr Überstunden und verlieren gänzlich die Freude an ihrem Dasein. Genau das, diese Freude am Dasein und die Freude am Schaffen, ist es aber, was einen Mann weit mehr ausmacht als die Zahl auf seinem Bankkonto.

Hier haben wir es also mit mehreren Faktoren zu tun, die man an einem zum Mittelfinger hin gekrümmten rechten Ringfinger ablesen kann: einmal das Hinunterschlucken der eigenen Meinung, was auf Magen und Darm schlägt, und zum anderen die sowohl von außen als auch von innen hinterfragte Männlichkeit. Alle genannten Faktoren können von der vorangegangenen Generation an uns weitergegeben worden oder

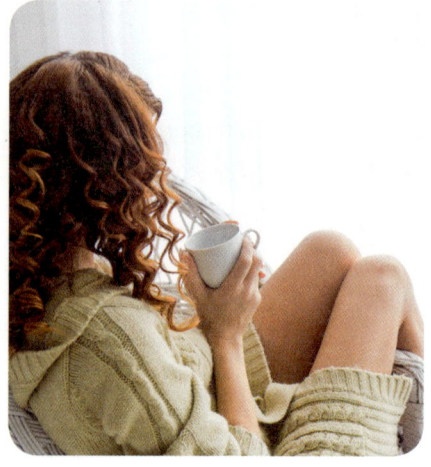

in unserem eigenen Leben entwickelt worden sein. Die Erziehung in unserer Kindheit, in der man uns in vielen Bereichen bevormundete und zurechtwies, prägt unser Leben oft mehr, als wir gemeinhin annehmen. Gerade stetig wiederholte Aussagen wie: *Das kannst du noch nicht … Dafür bist du noch zu klein … Das schaffst du doch nicht … Das wirst du niemals hinbekommen … Dafür hast du kein Talent …* hinterlassen bei vielen Menschen tiefe Spuren.

Vor ein paar Monaten kam eine junge Frau zu mir, die verzweifelt darüber war, dass sie nicht schwanger werden konnte. Ich sah mir ihre Hände an, und es waren sowohl der rechte kleine Finger nach außen abgespreizt als auch die Ringfinger beider Hände zum Mittelfinger hin gekrümmt.

Ich fragte die junge Frau nach ihrer Mutter, über die sie daraufhin nur in den höchsten Tönen und voller Liebe und Dankbarkeit sprach. Ihren Vater kannte sie nicht, worüber sie mit ihrer Mutter jedoch nicht sprechen konnte. Er war ein großes Tabuthema – ihre Mutter war unter keinen Umständen bereit, über den Vater der jungen Frau zu sprechen.

In unserem Gespräch zeigte sich, dass die junge Frau aufgrund der großen Liebe zu ihrer Mutter die Fragen nach ihrem Vater herunterschluckte. Sie entwickelte Magen-Darm-Probleme und auch Schwierigkeiten mit ihren Unterleibsorganen. Ebenso übernahm sie die Meinung ihrer Mutter, dass Männer schlecht seien, was ihr unterbewusst das Zutrauen zu ihrem eigenen Partner nahm, vor allem in Hinblick darauf, ob dieser als Vater ihres eigenen Kindes infrage käme.

Ich riet ihr, trotz aller zu erwartenden Schmerzen für ihre Mutter mit dieser zu reden, denn Dinge totzuschweigen, funktioniert meiner Meinung nach niemals!

Die junge Frau überwand sich und erfuhr von ihrer Mutter alles über ihren Vater und die Trennung, die dazu geführt hatte, dass sie ihn niemals kennengelernt hatte. Sie konnte allerdings auch den Anteil ihrer Mutter an dieser Trennung wahrnehmen. Zum einen löste sich die Anspannung, die durch das Schweigen entstanden war, zum anderen klärte sich ihre unterbewusste Meinung über Männer im Allgemeinen.

Sechs Monate nach diesem Gespräch meldete sie sich wieder bei mir und teilte mir voller Freude mit, dass sie nun endlich schwanger sei.

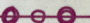

Mittelfinger

Der Mittelfinger ist das Zentrum des Lebens und zeigt dir, wie stark und stabil du in deinem Leben stehst. Ein gerader Mittelfinger ist wie ein Leuchtturm, der signalisiert, wie gradlinig und verantwortungsvoll du deinen Weg gehst und die Aufgaben deines Seelenplans ohne Ängste erfüllen kannst. Er ist wie ein Garant dafür, dass du deine Pläne verwirklichst und dich nicht deiner Verantwortung entziehst. Am Mittelfinger kann man erkennen, ob du dich sicher und selbstbewusst in der Basis des Vertrauens befindest, wie ein Fels in der Brandung stehst oder hin und her schwankst, ob du ausgewogen in deiner Mitte lebst oder nicht recht weißt, wo du hingehörst. Er symbolisiert die Kraft, die das Leben in die Hand nimmt und mit ruhigem und klarem Blick auf dem Weg bleibt. Ebenso steht der Mittelfinger für die Bereitschaft, zu lernen und zu wachsen.

Sollten sich diesem klaren Weg jedoch Ängste, negative Emotionen und Verletzungen entgegenstellen, wird deine Seele dir dies sofort über einen sich krümmenden Mittelfinger mitteilen.

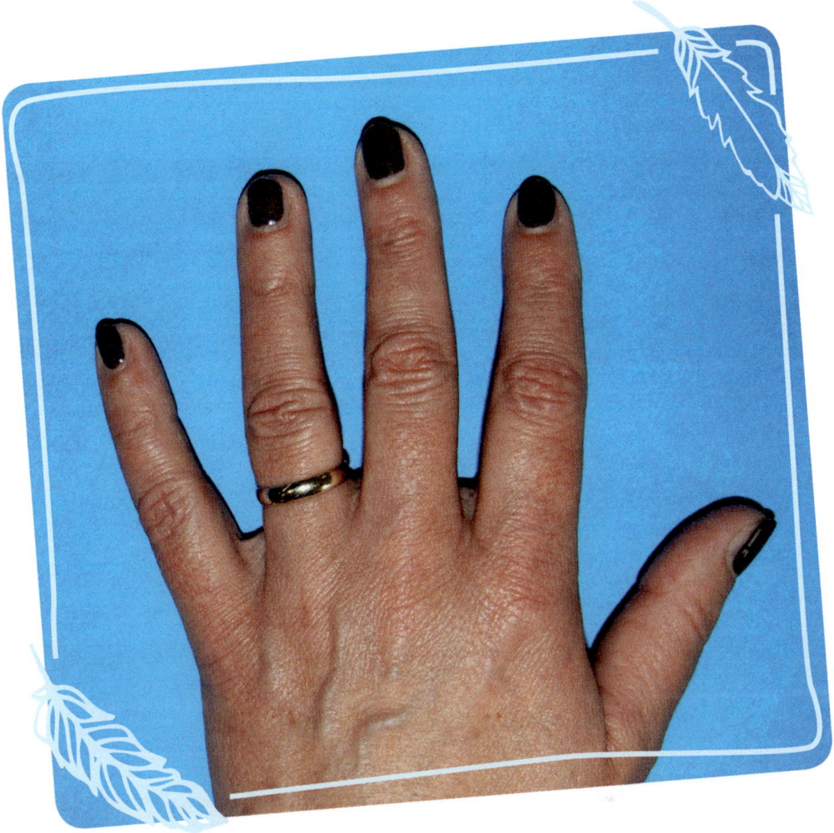

Der linke Mittelfinger

Der Mittelfinger bezieht sich auf das Zentrum unseres Lebens und unserer Kraft, auf unsere wirkliche Mitte. Ist dieser Finger gerade, können wir davon ausgehen, dass wir in unserem Leben einen Weg gehen, der in die Richtung der Erfüllung unseres Seelenplans führt. Vielleicht leben wir diesen Seelenplan noch nicht zur Gänze, doch wir bewegen uns in die richtige Richtung. Auch unsere Mutter ist dann wahrscheinlich sehr bei sich gewesen.

Ist dieser Finger aber zum Ringfinger hin gekrümmt, so deutet das darauf hin, dass etwas uns von unserer Mitte fernhält. Dieses Etwas ist schlicht und ergreifend Angst!

 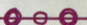

Aber was bedeutet das eigentlich: in unserer Mitte sein?

Im Seelenschamanismus gehen wir davon aus, dass jeder Mensch einen Seelenplan hat, einen Plan davon, was er in dieser Inkarnation lernen und teilen möchte. Auf der Seite des Lernens stehen alle Herausforderungen, die einem Menschen zuteilwerden, aber auch alle Lernaufgaben, die er benötigt, um seine Talente zu entfalten. Auf der Seite des Teilens stehen alle Arten, wie er das Gelernte mit seinen Talenten verbindet und dieser Kombination in der Welt Ausdruck verleiht.

Je mehr wir aus unseren Herausforderungen lernen und je mehr wir uns selbst erkennen, desto näher kommen wir unserer Mitte. Wenn wir unsere Talente wirklich ausleben können und die Tiefe, die wir in ihnen entdecken, ausdrücken und mit anderen Menschen teilen, sinken wir umso mehr in die Ruhe unserer Mitte. Obwohl wir nach außen gehen und uns mitteilen, benötigen wir keine Bestätigung mehr von dieser Außenwelt. Wir wissen, dass dieser Ausdruck unser Weg ist. Dabei kommt es nicht darauf an, ob wir weltberühmte Gemälde erschaffen, die in bedeutenden Museen ausgestellt werden, oder ob wir ehrenamtlich den Bewohnern eines Altersheims etwas vorlesen. Manche Menschen komponieren Welthits, andere sind einfach gute Eltern. Wie auch immer unser Weg aussehen mag, wir wissen genau, dass es in dieser Hinsicht keinerlei Hierarchie der Wertigkeit gibt. Wir wissen, dass wir unseren Weg mit dem Herzen gehen und dass uns dieser Weg zutiefst entspricht. Wir sind mit unserem innersten Wesen identisch, ruhen in uns selbst und gehen jeden Schritt mit der Gewissheit, dass unsere Seele sich in all ihrer Schönheit zeigen kann.

Leider können viel zu wenige Menschen von sich behaupten, dass ihr Leben so aussieht. Eine unglaublich große Zahl an Menschen irrt umher, ist von Selbstzweifeln zerfressen und ihr ganzes Leben lang auf der Suche.

Was uns hauptsächlich davon abhält, zu unserer Mitte zu finden, ist Angst vor mangelnder Sicherheit. Unsere Gesellschaft erzeugt jeden Tag Ängste: *Bin ich gut genug? Mögen mich die anderen? Und wenn ja, mögen sie mich so, wie ich wirklich bin, oder mögen sie nur ein unzutreffendes Bild von mir? Ist mein Job sicher? Wird meine Rente später reichen? Zeichnen, malen, singen, tanzen, schreiben die anderen nicht viel besser als ich? Kann man heute überhaupt noch irgendetwas essen? Ist ein Sonnenbad nicht total ungesund? Bekomme ich davon Krebs? Werde ich auch an Alzheimer erkranken wie mein Großvater? Bin ich hübsch genug? Sind meine Ersparnisse verloren, wenn die Euro-Zone zusammenbricht?*

Man könnte diese Liste von Fragen und Zweifeln beliebig lang fortsetzen, eines haben sie alle gemeinsam: Sie treiben uns aus unserer Mitte fort!

Viele Menschen misstrauen ihren eigenen Entscheidungen und hören lieber auf sogenannte Experten, die ihnen heute dies und morgen das erzählen. Sie sind unsicher, glauben nicht an sich selbst und wissen nicht, was sie mit ihrem Leben anfangen sollen.

So kann es auch unserer Mutter ergangen sein, als sie mit uns schwanger war: *Ist ein Kind in diesen unsicheren Zeiten wirklich die richtige Entscheidung? Werde ich jemals wieder Ruhe haben, um zu malen? In was für eine Welt wird mein Kind da hineingeboren? Werden unsere finanziellen Mittel reichen? Was, wenn unser Kind später studieren will? Wer soll das bezahlen? Werde ich denn wenigstens eine halbwegs gute Mutter sein können? Wird mein Mann mich noch lieben, wenn meine Figur nach der Schwangerschaft nicht mehr so perfekt ist?*

Je öfter wir um solche Fragen kreisen und diese zu Selbstläufern werden, desto weiter entfernen wir uns von unserer eigenen, inneren Weisheit. Irgendwann hat die Angst uns vollständig im Griff. Und aus Angst

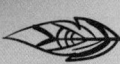

folgen oftmals Allergien. Im Seelenschamanismus gehen wir davon aus, dass jede Allergie eine Reaktion auf Angst ist. Unsere Existenz ist bedroht, und unser Immunsystem läuft Amok, schießt mit Kanonen auf Spatzen. Dies kann sowohl durch unsere Vorfahren an uns weitergegeben als auch von uns selbst entwickelt worden sein.

Übrigens sind auch Erkältungen oft Reaktionen auf Angst. Es läuft einem kalt über den Rücken, man fällt aus seiner Mitte, und der Körper ist angreifbar.

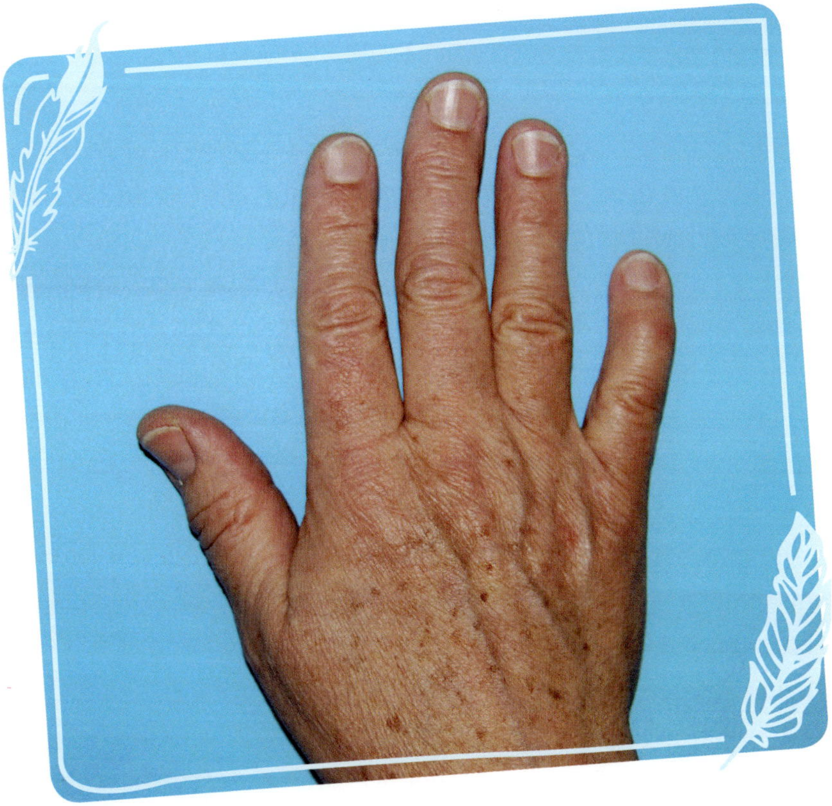

Der rechte Mittelfinger

Hier geht es um Angst und Unsicherheit auf männlicher Seite. Wie verfehlen Männer ihren Weg und handeln ihrem Seelenplan zuwider? Wie leben Männer jenseits ihrer Mitte?

Auch hier kommt die westliche Gesellschaft mit ihren Ansprüchen ins Spiel: *Verdiene ich genug für eine Familie? Kann ich es mir überhaupt erlauben, noch meinem Hobby nachzugehen, oder sollte ich nicht besser alle Zeit zum Geldverdienen nutzen? Kann ich ein guter Vater sein? Bin ich stark genug? Kann ich meine Familie beschützen? Darf ich so sein, wie ich bin? Darf ich auch mal für mich sein und mich zurückziehen?*

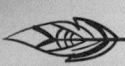

Müsste ich nicht noch mehr tun? Müsste ich mich nicht nach einem besseren Job umsehen? Kann ich ein Vorbild für meine Kinder sein? Darf ich denn erschöpft sein? Müsste ich nicht erwachsener und ernsthafter sein? Sollte ich diesen speziellen Traum nicht endlich zu Grabe tragen und endlich vernünftig werden?

Manche Männer verbiegen sich vollständig, weil sie nicht an das glauben, was ihnen wirklich Freude macht. Sie ruhen nicht in sich selbst, sondern hetzen herum, auf der Suche nach mehr, mehr, mehr … Und dabei ist es beileibe nicht so, dass sie alle mit Frauen verheiratet wären, die das einfordern würden. (Obwohl es das sicherlich auch gibt.) Sie denken nur, dass es gefordert würde. Offenbar denken das allerdings sehr viele, sodass sie alle miteinander im Wettbewerb stehen und so in einem sinnlosen Hamsterrad gefangen bleiben. Ihre Mitte verlieren sie dabei vollständig aus dem Blick. Niemand kann in seiner Mitte ruhen, wenn er von einem Ort zum anderen hetzt.

Oft halten solche Männer auch Spiritualität für Zeitverschwendung. Sie meinen, sie hätten keine Zeit, sich mit sich selbst zu beschäftigen, sondern sind einzig und allein auf das Außen fokussiert.

Ohne Kontakt zu sich selbst, ohne tiefe Wurzeln im eigenen Inneren, hat die Angst jede Möglichkeit, ins Leben dieser Männer einzudringen und es zu vergiften. Wollen wir dies für uns verhindern, sollten wir uns ganz bewusst unserer Mitte zuwenden.

Eine der umfangreichsten und genauesten Beschreibungen dieser Mitte ist uns aus der Tradition des Zen-Buddhismus und der Kampfkünste überliefert: Hier wird diese Mitte Hara genannt (im Tai Chi und Qi Gong auch Tandien) und meint das Lebenszentrum des Menschen. Das Hara wird etwa vier Fingerbreit unter dem Nabel verortet und ist das Instinktzentrum. Hier liegen bei Bewegungsmeditationen die Aufmerksamkeit und die Intention, sodass jederzeit und der Situation angemessen in richtiger

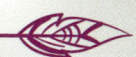

Weise gehandelt werden kann. Hier geschieht die Aktion wortwörtlich »aus dem Bauch heraus«. Das Hara ist der Ort instinktiven Handelns, der Ort der Wurzeln, der Ort der Ruhe und der Ort der Unerschütterbarkeit.

Im Seelenschamanismus ordnen wir die Mitte nicht unbedingt einer bestimmten Körperstelle zu, obwohl der Sitz des Hara recht sinnvoll erscheint. In unserem Verständnis ist diese Mitte eher ausschließlich spirituell gedacht: Wir fühlen eine tiefe Ruhe und Zentrierung in uns – wir sind wie ein Berg, genau am für uns richtigen Ort. Hier verweilen wir, ohne Hetze, ohne Hast, ohne etwas verbessern zu müssen, ohne dem Moment etwas hinzufügen zu müssen. Wir sind mit uns selbst im Reinen und müssen niemanden beeindrucken.

Im Kapitel über das Auflösen von Blockaden Seite 159 werden wir auch ein paar Übungen zur Stärkung dieser Mitte kennenlernen.

Ich möchte hier noch eine kurze Geschichte erzählen, die schön illustriert, wie die Auflösung solcher Blockaden funktioniert:

Vor ein paar Jahren kam ein Mann in den besten Jahren zu mir, der als Direktor einer Bank arbeitete. Er war nervlich extrem angespannt und nahm schon seit einiger Zeit Tabletten, um dieser Anspannung Herr zu werden.

Mir fiel gleich auf, dass sein rechter Mittelfinger sich zu seinem Ringfinger hin krümmte, deshalb bat ich ihn, mir etwas von seinem Vater zu erzählen. Er lobte ihn sogleich in den höchsten Tönen, erzählte mir, was für ein toller Mann sein Vater gewesen sei, der ihn als Sohn und auch die anderen Geschwister stets gefördert habe. Er hatte auch als Vorstand im Fußballverein fungiert, in dem mein Klient als Kind gespielt hatte. Dieser erzählte mir, wie er und seine Geschwister den Vater bewundert und ihm nachgeeifert hatten.

Dann fragte ich meinen Klienten nach seinem Beruf und ob ihm seine Arbeit Spaß machen würde. Er druckste herum (wie das häufig der Fall ist) und sagte später, dass er eigentlich keinen Spaß an seiner Arbeit hätte und viel lieber Automechaniker wäre. Das überraschte mich nun wirklich, und ich hakte nach: Du willst lieber Automechaniker als Bankdirektor sein?

Aber genau so war es tatsächlich. Er erzählte mir von dem Oldtimer, der zu Hause in seiner Garage stand und an dem er am Wochenende herumschraubte. »Da lebe ich wirklich, in der Bank funktioniere ich nur«, sagte er wörtlich zu mir.

Er sagte, dass er jeden Tag in der Bank Angst hätte, einen Fehler zu machen und seinen Job zu verlieren. Er musste sich unglaublich anstrengen, mit dieser Angst umzugehen, und nahm daher die Tabletten für seine Nerven und gegen Magenprobleme.

Nach und nach bekamen wir heraus, dass er immer noch in dem Versuch feststeckte, seinem Vater nachzueifern. Er wollte ihn beeindrucken,

und die Möglichkeit, dass er das nicht schaffen könnte, dass er in seinem Job versagen könnte, versetzte ihn in Angst und Schrecken. Bei seinem Hobby, dem Oldtimer, musste er niemandem etwas beweisen und konnte sich deshalb entspannen. In dem Moment, in dem wir begonnen hatten, über seinen Vater zu sprechen, lösten sich die ersten Knoten dieser Angst. Am Ende des Gesprächs (und nach einer seelenschamanischen Behandlung) stand ein neuer Mann vor mir, der auf einer tie-

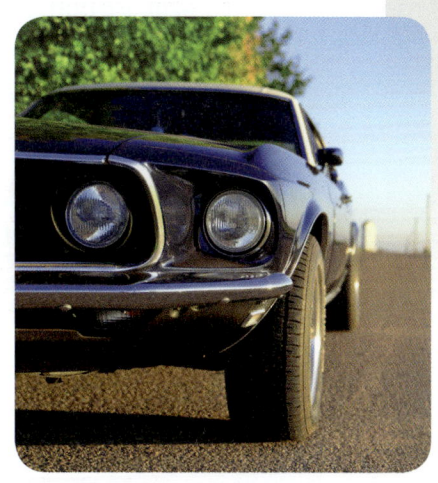

fen Ebene begriffen hatte, dass er seinen Wert nicht unter Beweis stellen musste. Er brauchte niemandem mehr nachzueifern, niemanden mehr zu beeindrucken und konnte leben, statt nur zu funktionieren.

Nun, er eröffnete danach keine Autowerkstatt, aber er erledigte seine Arbeit in der Bank mit genau der gleichen Leichtigkeit wie die Tüftelei an seinem Oldtimer. Alles wurde leichter, als die Angst schwand.

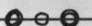

Zum Mittelfinger ist übrigens noch zu sagen, dass die Geste des ausgestreckten Mittelfingers (in manchen Gegenden nennt man das den »Stinkefinger«) etwas zu sagen versucht, was im tieferen Sinn gänzlich unmöglich ist. Diese Geste will vor allem eines mitteilen: »Verschwindet! Lasst mich in Ruhe! Ich brauche euch nicht!«

Der ausgestreckte Mittelfinger missachtet die innere Verbundenheit allen Seins, er verneint die gegenseitige Abhängigkeit, in der sich alles Leben befindet. Diese Geste ist eigentlich das genaue Gegenteil des In-der-eigenen-Mitte-Ruhens: Sie kreist um sich selbst, wehrt sich gegen alle vermeintlichen Bedrohungen und verhindert das Ankommen im eigenen Zentrum, das gar nicht bedroht werden kann.

Der Mittelfinger steht, wie gesagt, für das Zentrum des Lebens, unsere Mitte, die wir weder besonders verteidigen noch hervorheben müssen. Dieses Zentrum zeigt, wie wir im Leben stehen: Stehst du zu dir und deiner Seele?

Wenn wir diese Frage wahrhaftig mit Ja! beantworten können, dann müssen wir weder jemandem den »Stinkefinger« zeigen, noch brauchen wir unseren Mittelfinger besonders zu schmücken. Oft sieht man Menschen, die große Ringe am Mittelfinger tragen. Das tun sie oft, um Stärke und innere Sicherheit zu signalisieren, die jedoch meist nicht wirklich vorhanden sind. Unsere Mitte ist in Wahrheit sehr unaufdringlich, weil sie keinerlei Show nötig hat!

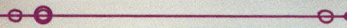 

Zeigefinger

Der Zeigefinger symbolisiert deinen Weg und die Gradlinigkeit, mit der du ihn gehst. Am Zeigefinger erkennt man, wie stark dein Selbstbewusstsein ist, wie du deine innere Kraft nutzt und dein Leben durch deine Freiheit gestaltest. Man sieht hier, wie du deine eigene Autorität bewusst erlebst. Der Zeigefinger steht für deinen gesunden Stolz, dein Selbstbewusstsein, das sich nach außen richtet und in der Welt wirkt, und deine Unabhängigkeit von anderen. Hier zeigt sich, wie stark das Zeichen ist, das du setzt, indem du deinen Weg gradlinig gehen wirst, so, wie du es selbst in deinem Seelenplan vorgesehen hast. Diese Gradlinigkeit bedeutet: Du traust dich, deine Gedanken, deine Gefühle und deine Meinung auszusprechen. Gleichzeitig entscheidest du dich dafür, deine Intuition sowie deine innere Weisheit klar nach außen zu bringen. Du bist aufgrund deiner Klarheit in der Lage, Toleranz und Verständnis für alles andere zu zeigen. Du bist dir deiner selbst gewiss und musst niemanden angreifen. Du fühlst dich sicher, und diese Gradlinigkeit bringt dich dazu, deiner Intuition und deinem Bauchgefühl zu vertrauen.

Bist du innerlich jedoch verletzt und dadurch in deiner Gradlinigkeit blockiert, zeigt dir deine Seele diesen Zustand sofort, indem sich der Zeigefinger zum Mittelfinger hin krümmt.

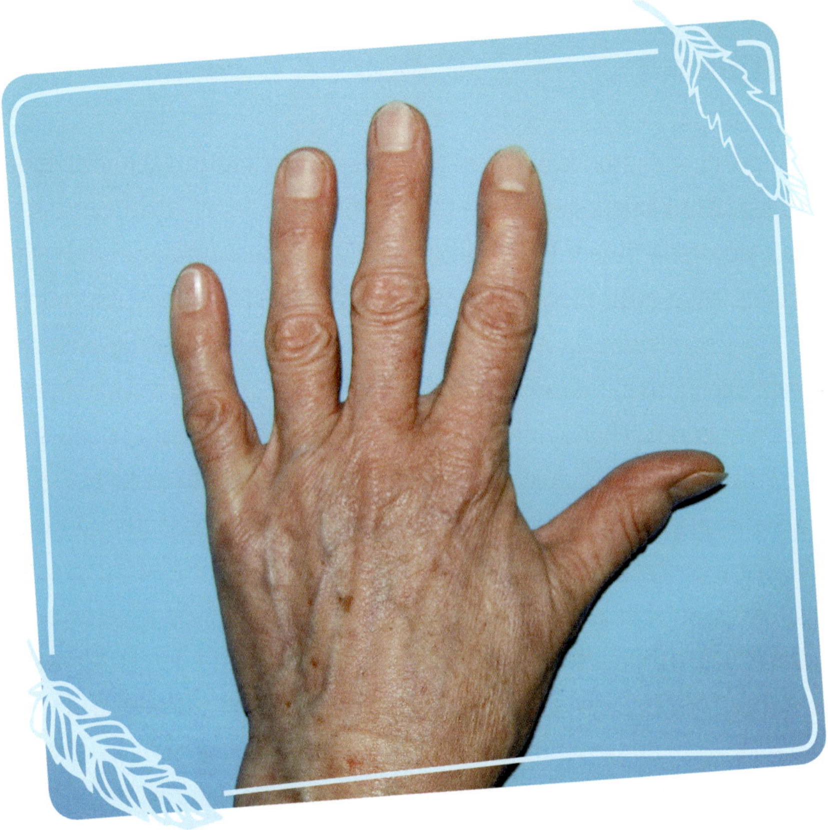

Der linke Zeigefinger

Der Zeigefinger deutet immer auf ein nervlich bedingtes Thema hin. Gleichzeitig kann man hier Wertigkeitsthemen ablesen, also die Fragen: *Bin ich gut genug? Kann ich das alles noch? Könnte ich dabei versagen? Sind andere in diesem Bereich besser als ich?* Und zu guter Letzt ist an diesem Finger auch zu erkennen, ob jemand seinen Weg geradlinig geht. Ganz vereinfacht kann man sagen: Ist jemandes Zeigefinger gerade, ist auch der Weg, den er geht, gerade. Der Finger zeigt geradeaus, gibt eine klare Richtung vor, ist auf ein Ziel gerichtet. Ist dieser Finger bei einer Person gekrümmt, dann ist auch der Weg, den diese beschreitet, nicht

sehr zielgerichtet. Viele Menschen wissen nicht, in welche Richtung sie in ihrem Leben gehen möchten. Deshalb ist auch ihr Engagement niemals wirklich kraftvoll, weil sie sich in zu viele Dinge und Interessen gleichzeitig verstricken: *Ist das wirklich das Richtige für mich? Könnte ich mich nicht auch hierin versuchen? Vielleicht sollte ich etwas ganz anderes machen … Das ist mir zu anstrengend, ich fange lieber etwas Neues an …*

Wenn man Klavier spielen möchte, muss man Klavierspielen üben und sich nicht gleichzeitig an Querflöte und Kontrabass versuchen. Energie sollte stets fokussiert werden, dann wird sie effizient genutzt und verhilft uns dazu, unsere Ziele zu erreichen. Wenn wir etwas wirklich mit Leidenschaft betreiben, werden wir in dem, was wir tun, gut werden. Die Beschäftigung mit dieser Sache wird uns befriedigen und uns Ruhe schenken, weil wir in ihr aufgehen.

Wenn wir jedoch immer wieder etwas Neues anfangen, weil uns die Beschäftigung mit der Sache, die wir vor ein paar Wochen wählten, nun langweilt oder sie uns zu anstrengend ist, werden wir nie etwas zu Ende bringen. Und wir werden nie etwas von Wert teilen können, nie der Welt unser Talent schenken können, weil wir nicht die Fähigkeiten entwickeln, unser Talent auszudrücken.

Das soll nicht heißen, dass wir auf Gedeih und Verderb bei einer Sache bleiben sollten. Natürlich merken wir manchmal, dass wir für diese Sache, die uns zuerst so sehr faszinierte, nicht das richtige Talent mitbringen und unsere Fähigkeiten eher auf anderen Gebieten liegen. Das ist nur natürlich, und wir sollten das genau beobachten und unsere Konsequenzen ziehen. Doch wenn wir nur von einer Sache zur anderen hüpfen, ohne jemals wirkliche Ausdauer zu investieren, werden wir nie unsere Fähigkeiten verbessern, sodass sie uns erlauben würden, in viel tiefere Bereiche dieser Sache vorzudringen und eine viel größere Freude daran zu erfahren.

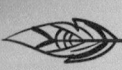

Dieses Hin- und Herspringen gibt es auch oft im spirituellen Bereich: Manche Menschen laufen jedem neuen Trend in der Esoterik hinterher. Gestern waren sie Buddhisten, heute channeln sie aufgestiegene Meister, und morgen tanzen sie mit Sufis. Sie rennen von einem Seminar zum anderen, immer in der Hoffnung, dass das nächste noch besser ist als das letzte, dass sie hier nun endlich ihren Frieden finden. Doch diese spirituelle Unrast hört nicht eher auf, als bis man sich für einen Weg entscheidet und diesen in alle Tiefen geht, dabei auch das Unangenehme aushält bzw. sich damit ernsthaft auseinandersetzt.

Diese Struktur kann man in vielen Bereichen beobachten – aber gerade im spirituellen Bereich ist sie sehr augenfällig. Diese innere Unruhe deutet auch immer ein nervlich bedingtes Thema an. Das Übermaß an Angeboten in unserer heutigen Welt überfordert manche Menschen und lässt sie mit Nervosität und Unruhe reagieren. Sie fangen dies und das an, können aber keine Prioritäten setzen und verzetteln sich sehr leicht, weil sie ständig von anderen Dingen abgelenkt werden. Es gibt so viel Interessantes, was man tun könnte. Nur macht man auf diese Weise letztlich nichts wirklich, weil man vorher schon zu etwas anderem übergeht. Viele Menschen kennen diese innere Unruhe, die manchmal mit einem regelrechten Nervenflattern einhergeht.

Solch eine Unrast kann auch mit Wertigkeitsthemen zusammenhängen: *Ich bin dafür nicht geeignet ... Alle anderen verstehen diese Sache besser als ich ... Ich habe einfach kein Talent dafür ... Ich werde dieses Instrument nie beherrschen ... Ich bin für dieses Studienfach schlicht zu blöd ... Ich kann mich einfach nicht konzentrieren ...*

Wenn es um den linken Zeigefinger geht, hat diese Frage nach der eigenen Wertigkeit mit der weiblichen Seite zu tun. Vielleicht hat schon unsere Mutter während der Schwangerschaft nicht ihren Weg gefunden, weil sie dachte, dass sie ohnehin zu nichts taugt. Vielleicht hat sie auch

etwas probiert, bei dem sie dann abgelehnt wurde. Unter Umständen wurde sie als »nicht hübsch genug« für eine Model-Karriere abgelehnt, oder ihr wurde gesagt, dass sie für ein Mathematik-Studium »zu dumm« sei. Vielleicht wurde sie auch während der ersten Jahre mit ihrem Kind von ihrem Mann verlassen und fühlte sich deshalb verraten und im Stich gelassen. Im schlimmsten Fall fühlte sie sich zu Recht verlassen und suchte die Schuld darin, dass sie nicht hübsch und deshalb nicht liebenswert sei, und lehnte sich selbst und ihre Weiblichkeit als nicht genügend ab. Aus solchen Wertigkeitsthemen entsteht oftmals Brustkrebs – nicht nur bei der Frau selbst, sondern unter Umständen auch bei ihrer Tochter, die dann gar nicht weiß, woher diese Krankheit kommen könnte. Gerade bei solch heimtückischen Krankheiten wie Brustkrebs ist es daher wichtig, die zugrunde liegenden seelischen Ursachen aufzudecken, um überhaupt verstehen zu können, was im eigenen Körper bzw. im eigenen Körper-Geist-Seele-System vorgeht. Wenn man diese tief sitzenden Blockaden auflöst, hat der Körper viel bessere Voraussetzungen, seine eigenen Selbstheilungskräfte zu aktivieren und eine Heilung zu ermöglichen.

Die Ursache der Unsicherheit und Unentschlossenheit liegt weit zurück in der Kindheit, in der wir immer wieder angezweifelt wurden: *Du kannst das nicht … Ich habe es doch gleich gewusst, dass du das nicht schaffst … Du hast sowieso keine Ausdauer … Du bist einfach zu schwach für solch eine Aufgabe …*

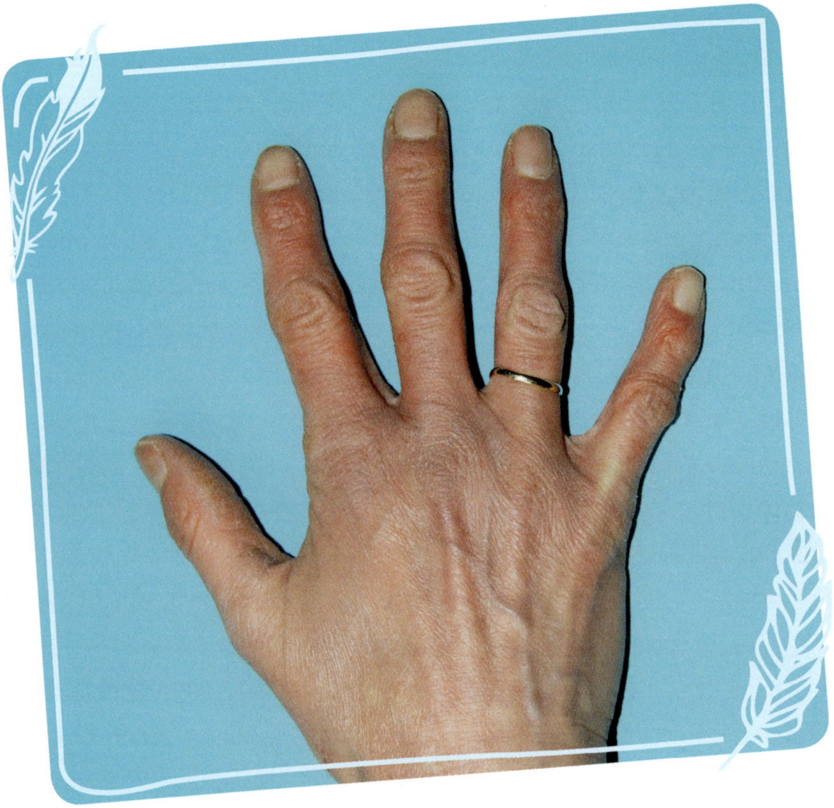

Der rechte Zeigefinger

Der rechte Zeigefinger hat mit männlichen Wertigkeitsthemen und dem männlichen Anteil des eigenen Lebensweges (und des Lebensweges der männlichen Vorfahren) zu tun. »Ein Mann geht seinen Weg« – das klingt wie ein schlechter Western-Film, ist aber durchaus ein gutes Bild. Ein Mann fühlt sich wohl, wenn er seinen Weg geradlinig gehen kann. Er wird von seinen Freunden geachtet, wenn er »geradeheraus« ist. Wenn er ein Ziel verfolgt und sich dafür einsetzt, findet er Kraft und Zuversicht in sich selbst. Er fühlt sich männlich und wirkt auch so auf die Außenwelt. Auf diese Weise hat ein Mann die besten Chancen, lange gesund zu bleiben.

Wenn er sich verbiegen muss, weil ihn die Umstände dazu zwingen[3] oder er nicht die Kraft hat, zu seinen Entscheidungen zu stehen oder sich überhaupt für etwas Bestimmtes zu entscheiden, verliert er einen Teil seiner Männlichkeit und seiner Ganzheit. Vielleicht ist sein Leben dann nur noch ein Mitgerissen-Werden vom Strom der Ereignisse, und sein eigener Weg verschwindet gänzlich. Auf diese Weise werden unzählige Träume beerdigt und aus »Ein Mann geht *seinen* Weg« wird »Ein Mann geht *irgendeinen* Weg«.

Männliche Wertigkeitsthemen haben ihre Ursache häufig in gesellschaftlichem Leistungsdruck und in einem bodenlosen Materialismus, der von den Medien immer weiter befeuert wird: *Bin ich erfolgreich genug? Warum fahre ich kein größeres Auto? Wieso kann ich mir das nicht leisten? Ob meine Frau mich als Versager sieht? Bin ich als Hausmann noch ein richtiger Mann? Bin ich ein Vorbild für meine Kinder? Kann ich meine Frau sexuell befriedigen? Sollte ich nicht viel muskulöser sein?*

Vielleicht sind unserem Vater diese Gedanken durch den Kopf gegangen, als unsere Mutter mit uns schwanger war oder als wir noch sehr klein waren. Vielleicht tauchen sie auch bei uns immer wieder auf und hindern uns so daran, zu uns und unseren Entscheidungen zu stehen. Gedanken, die den oben aufgeführten Fragen gleichen, lassen uns wanken. Wir bewegen uns mal in diese, mal in jene Richtung und wissen nie so genau, ob wir auf dem richtigen Weg sind.

---

3 Hier müssen wir nur einmal daran denken, wie viele Männer in den Generationen vor uns von den herrschenden Umständen gezwungen wurden, einen ganz anderen Weg als den von ihnen gewählten zu gehen: Männer, die Schriftsteller sein wollten, fanden sich plötzlich mit einem Gewehr in der Hand auf dem Schlachtfeld wieder. Männer, deren großer Traum eine Karriere als Sportler war, wurden von Granaten verstümmelt. Männer, die ihre Familie über alles liebten, wurden von ihr getrennt und an schreckliche Orte geschickt, an denen sie Zeugen von unglaublichen Gräueltaten wurden.

Auch für Frauen können diese männlichen Wertigkeitsthemen von Belang sein. Wenn der Vater einer Tochter immer von solchen Gedanken getrieben wird, gibt er der Tochter unter Umständen das Gefühl mit auf den Weg, dass Männer Versager sind und sie sich immer selbst um alles

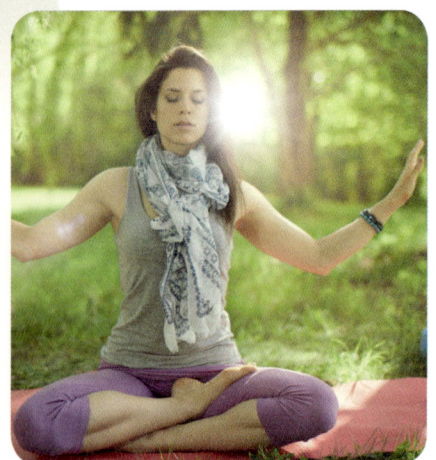

kümmern oder aber auch immer noch zusätzlich den Mann in ihrem Leben versorgen muss. Beides kann natürlich eine Überforderung sein, die die Tochter dann möglicherweise ihr ganzes Leben an sich stellen wird.

Eine andere Variante kann darin bestehen, dass ein derart unsicherer Vater so wenig männliche Energie an seine Tochter weitergibt, dass diese nahezu handlungsunfähig aufwächst und stets eine sehr zaghafte Person bleiben wird.

Vor einiger Zeit kam ein 40-jähriger Mann zu mir, der seit vier Jahren Abteilungsleiter einer großen Firma war. Er stand kurz vor einem Burnout, fühlte sich enorm gestresst und erschöpft. Sein rechter Zeigefinger war stark gekrümmt.

Im Laufe unseres Gesprächs stellte sich heraus, dass zu Beginn seiner beruflichen Tätigkeit alle Kollegen auch Freunde gewesen waren. Man hatte gemeinsam etwas aufgebaut und vertraute sich völlig. Jeder wusste sich aufgehoben und kannte sowohl den eigenen als auch den Platz des anderen.

In letzter Zeit wurden jedoch jüngere Mitarbeiter eingestellt, die frisch von der Uni kamen und jede Menge neue Ideen mitbrachten. Dieser Umstand verunsicherte meinen Klienten immer mehr. Er fragte sich ständig: Schaffe ich das noch? Sind die neuen Leute besser als ich?

Es stellte sich dann aber, als ich mich aufgrund seines verkrümmten Zeigefingers nach seinem Vater erkundigte, heraus, dass dieser ihn immer zu einem Studium drängen wollte. Immer wieder hatte er gesagt: »Ohne Studium bist du nichts! Du musst studieren, wenn du es zu etwas bringen willst!«

Obwohl mein Klient seine berufliche Karriere ohne Studium auf den Weg gebracht hatte, schwirrte ihm unterbewusst immer diese Aussage seines Vaters im Kopf herum. Er hatte sie so verinnerlicht, dass er selbst daran glaubte und nun, da ihm die studierten Mitarbeiter gegenübersaßen, nicht mehr seinen eigenen Ideen und Überzeugungen vertraute. Er wurde unsicher und konnte nicht mehr seinen eigenen Weg gehen, übernahm Ideen der Mitarbeiter, obwohl er es selbst besser wusste. Doch er hörte nicht mehr auf sich, sondern ließ sich ganz von der Angst leiten.

Durch unser Gespräch lösten wir diese Blockade, und danach sagte er in seiner Firma wieder, wo es langging. Er brachte sich selbst zurück auf Kurs, was dem wirtschaftlichen Erfolg und auch dem Betriebsklima guttat.

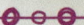

Daumen

Der Daumen gilt als Symbol der Kraft und Stabilität. Beides steckt in jedem von uns – von daher könnte man diese beiden Qualitäten auch die Urkraft nennen: die Urkraft sowohl von Emotionen und Instinkten als auch von natürlichen Bedürfnissen. Sie sind die starken Fundamente deines eigenen Ichs. Du selbst richtest deine Kräfte und Talente aus, die manchmal in dir zu schlummern scheinen. Dadurch bist du in der Lage, den Weg, den du dir ausgesucht hast, wirklich zu gehen – und dich nicht von Nebensächlichkeiten ablenken zu lassen. Wenn du jedoch Halt ausschließlich im Außen suchst und nicht auf die Stärke, die dir dein Daumen zeigt, vertraust, schränkst du dich selbst ein und bist nicht frei. Der Daumen zeigt dir in jeder Situation deines Lebens, wie stark du zupacken kannst. Hier bildet sich der Aspekt deines Unterbewusstseins ab, der dir zeigt, wie sehr du in dir ruhst. Der Daumen ist auch ein Symbol für die Zuständigkeiten deiner Gehirnhälften, für das Verhältnis von logischem Denken einerseits und den Gefühlen sowie der Intuition andererseits. Diese Fähigkeiten, die allesamt wichtig sind, können durch verschiedene Blockaden aus früheren Inkarnationen wie zum Beispiel Schwüre, Eide, Gelübde, Gelöbnisse, Versprechen und vieles mehr eingeschränkt bzw. nicht im Gleichgewicht sein, was einen starken Einfluss auf unsere Denk- und Handelsweisen ausübt. Der Daumen zeigt auch an, wie stark du an Sorgen aus der Vergangenheit gebunden bist, die dich unterbewusst dazu bringen, an etwas festzuhalten, was du eigentlich gar nicht möchtest.

Werden diese Blockaden, die man an den Daumen erkennen kann, gelöst, so kann sich das eigentliche Potenzial, das in dir schlummert, entfalten.

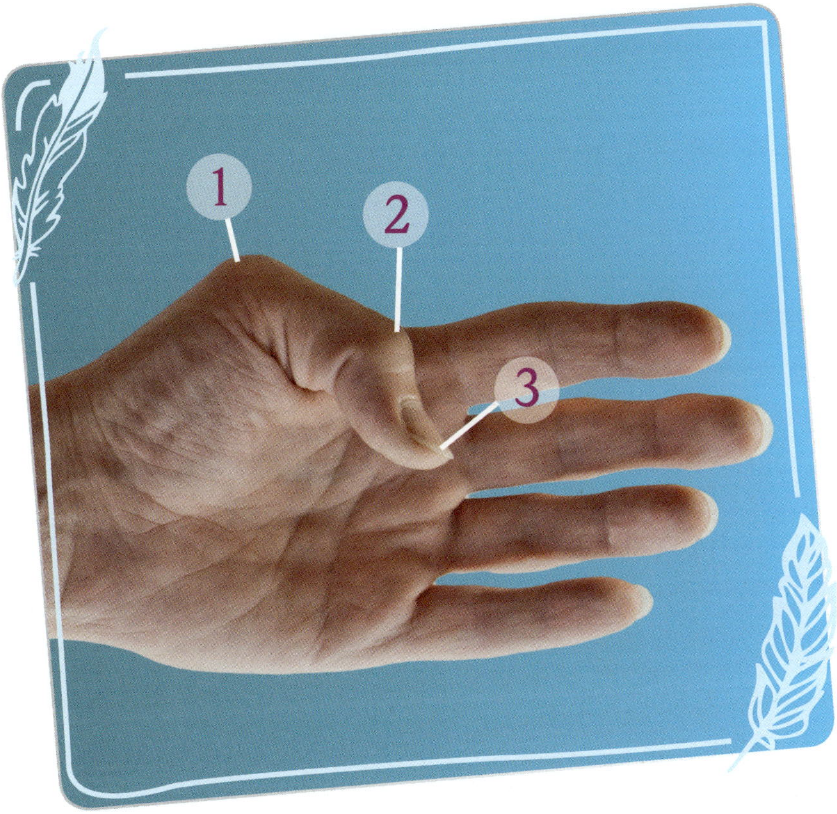

Der linke Daumen

Auch der Daumen kann uns viel über uns selbst oder über andere Menschen verraten. Wenn wir uns die Abstände genau ansehen, die zwischen den Punkten 1 und 2 (Daumengrundglied) und zwischen den Punkten 2 und 3 (Daumennagelglied) liegen, erfahren wir vor allem etwas über die Fähigkeit, die eigene Kreativität umzusetzen.

Die Länge zwischen Punkt 1 und 2 gibt Aufschluss über die kreative Kapazität. Die Länge zwischen Punkt 2 und 3 zeigt, wie wir diese Kreativität umsetzen und manifestieren. Bei vielen Menschen ist der Abstand zwischen Punkt 1 und 2 größer als der zwischen Punkt 2

und 3. Anders ausgedrückt: Das Daumengrundglied ist länger als das Daumennagelglied.

Gerade bei vielen wirklich kreativen Menschen ist das so. Sie sprudeln über vor Ideen, können aber nur einen Bruchteil davon wirklich in die Welt bringen. Zudem geht es bei dem Punkt des Umsetzens in diesem Fall auch nicht nur um das Manifestieren der kreativen Idee, sondern auch um das erfolgreiche Präsentieren. Das klingt jetzt vielleicht für viele Menschen schon abschreckend, aber um es kurz und vielleicht etwas hart zu sagen: Es genügt nicht, ein Bild zu malen, es zu manifestieren. Es muss auch dorthin, wo es mit anderen Menschen geteilt werden kann. Das tollste Bild leistet keinen Beitrag für die Welt, wenn es in irgendeinem feuchten Keller verschimmelt, wo es niemand sieht. Es gehört an die Wand von jemandem, der es wirklich zu schätzen weiß, oder in eine Ausstellung, wo es auf viele Menschen wirken kann. Zudem wäre es wünschenswert, dass diese Wertschätzung sich auch finanziell bemerkbar macht. Unsere Kreativität ist etwas wert!

In Zeiten des Internets, wo offensichtlich alles gratis sein soll, ist das oftmals schwierig, aber Künstler, Schriftsteller und Musiker sollten für ihre Kreativität, die sie in die Gesellschaft einbringen, angemessen bezahlt werden. Werden sie nicht bezahlt und müssen sich in lausigen Jobs ihr Geld verdienen, gibt es für die Gesellschaft weniger künstlerische Beiträge. Auch Künstler müssen ihr Essen und ihre Miete bezahlen.

Ich weiß, dass diese Auffassung vielen zuwider ist, vor allem denjenigen, die sich zum Beispiel jeden Song, den sie mögen, illegal herunterladen und dabei die Künstler leer ausgehen lassen.

Und auch in der spirituellen Szene ist die Einstellung weit verbreitet, dass alle Angebote, die mit Spiritualität zu tun haben, umsonst sein sollten. Aber wovon sollen diejenigen leben, die diese Leistungen anbieten?

Nun, genug zu diesem Exkurs.

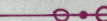

Worum es hier geht, ist die Kunst, die eigene Kreativität umzusetzen und damit für sich und andere etwas von Wert zu schaffen.

Viele Menschen können den ersten Teil dieses Satzes mehr als gut ausführen, sind aber völlig unfähig, den zweiten Teil in Angriff zu nehmen. Hier spielen oft Gedanken eine Rolle, die im oben erfolgten Exkurs schon angerissen wurden: *Kunst muss um der Kunst willen geschehen ... Kunst muss für alle zugänglich sein ... Spiritualität darf nichts kosten ... Musik muss gratis sein ... Applaus ist das Brot des Künstlers ...*

Dazu kommen oft noch weitere Glaubenssätze, die alle darauf hinauslaufen, dass Geld angeblich den Charakter verdirbt ... Wenn man von diesen Gedanken geleitet wird, ist es natürlich unglaublich schwer, die eigene Kreativität »an den Mann« zu bringen, um die finanzielle Wertschätzung zu erfahren, die einen befähigt, auch weiterhin den Raum für kreatives Arbeiten zu finden.

Außerdem gibt es natürlich noch die Menschen, bei denen die Umsetzung ihrer Kreativität noch viel früher scheitert. Da sind zum Beispiel diejenigen, die sieben bis acht angefangene, aber nie fertiggestellte Romane in ihrer Schreibtischschublade horten. Oder diejenigen, die pausenlos Songs schreiben, aber noch keinen einzigen aufgenommen, geschweige denn live vor Publikum gespielt haben. Die Gründe dafür können vielfältig erscheinen – im Kern sind sie meist auf Angst zurückzuführen. Angst vor der Verarmung, weil man das Beispiel vieler materiell armer Künstler vor Augen hat; Angst vor dem Sich-lächerlich-Machen; Angst vor der Unsicherheit, sich immer wieder ein neues Engagement bei einem anderen Theater suchen zu müssen; Angst vor dem Urteil des Publikums oder vor dem der professionellen Kritiker; Angst, doch nicht gut genug auf seinem Fachgebiet zu sein und so weiter.

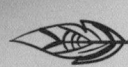

Der linke Daumen deutet zum Beispiel auf eine Blockade hin, die durch die Mutter ausgelöst wurde, die während der Schwangerschaft oder in den ersten sieben Lebensjahren des Kindes folgende Gedanken und Emotionen hatte: *Jetzt, wo ich ein Kind bekomme, muss ich endlich aufhören, Gedichte zu schreiben, und erwachsen werden ... Meine eigene Mutter war Sängerin, und wohin hat sie das gebracht? Sie war arm und schlussendlich verachtet ... Kein Verlag will mein Manuskript veröffentlichen, offenbar habe ich doch kein Talent zum Schreiben ... Wenn ich meinen Bruder mit seiner Malerei betrachte – arm wie eine Kirchenmaus, sodass ich ihn noch unterstützen muss ... Wie hat mein Mann mich ausgelacht, als ich ihm sagte, dass ich mir eine kleine Töpferwerkstatt einrichten möchte ...*

All diese Gedankenformen signalisieren uns, dass Kreativität allerhöchstens etwas für den Hobbygebrauch ist und nicht für das wirkliche Leben taugt. Wir sollten etwas Echtes, Ernsthaftes arbeiten, was auf gar keinen Fall Spaß machen darf!

Was so aberwitzig klingen mag, ist tatsächlich die Grundstruktur vieler Blockaden im kreativen Bereich. Wir können unsere Talente nicht leben, weil wir uns selbst nicht erlauben, sie zu leben! Viel zu stark sind wir beeinflusst von diesen Gedankenformen – entweder, weil wir sie selbst entwickelt haben, oder, weil sie uns von unseren Vorfahren so mit auf den Weg gegeben wurden.

Wichtig ist, sich klarzumachen, dass diese Art von Blockaden der Kreativität sich natürlich nicht auf den künstlerischen Bereich beschränkt, sondern in allen Bereichen der Arbeitswelt zu finden ist – vom Handwerker bis zum Bankdirektor.

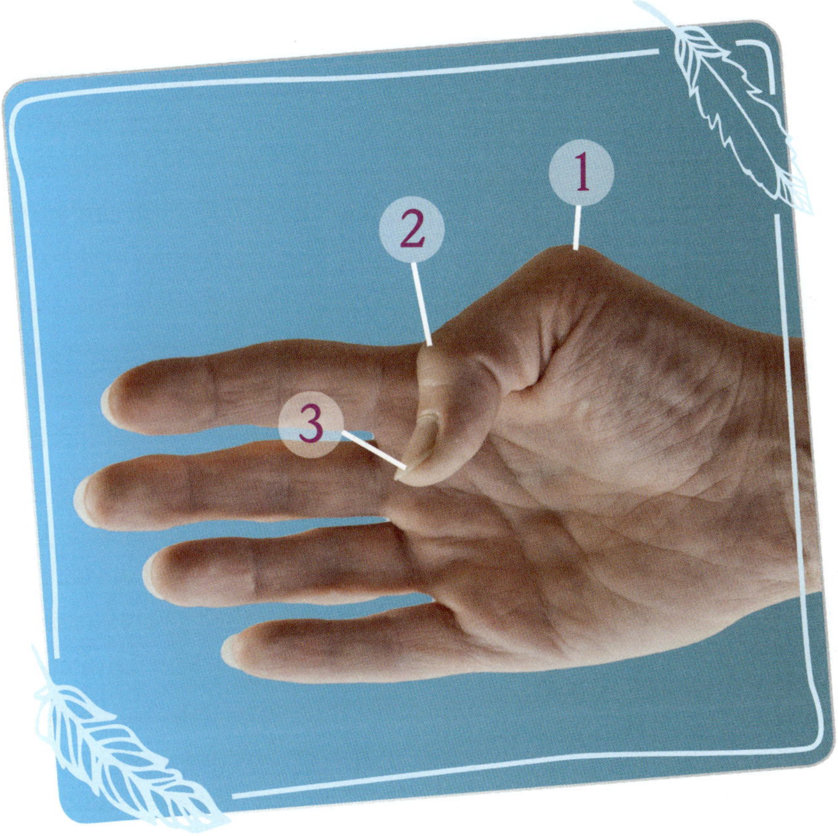

Der rechte Daumen

Hier gilt genauso: Die Länge des Daumengrundglieds steht für die Kreativität, die Länge des Daumennagelglieds für die praktische Umsetzung
derselben inklusive der effektiven »Vermarktung«. Beim rechten Daumen
können wir allerdings noch die etwaige Beeinflussung durch weitergege-
bene Blockaden seitens der männlichen Ahnenlinie erkennen.

Hier können bei unserem Vater beispielsweise folgende Gedanken eine
Rolle gespielt haben: *Ein richtiger Mann kann doch kein Ballett tanzen
wollen – ich muss mir das aus dem Kopf schlagen … Mein eigener Vater hat mir eine schallende Ohrfeige gegeben, als ich ihm sagte, dass*

ich Schauspieler werden möchte. Ich habe mich so geschämt ... Ich würde gern mein Talent auf dem Klavier ausbauen, aber ich werde den Familienbetrieb übernehmen, weil das meine Pflicht ist ... Ich werde das Schreiben an den Nagel hängen und eine Beamtenlaufbahn anstre-

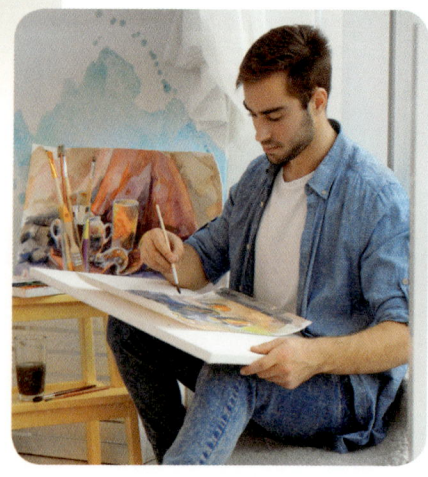

ben, das ist viel sicherer und bringt mehr Geld für meine junge Familie ein ... Was hat mir die Musik bislang eingebracht? Nichts, nichts und wieder nichts ...

Auch hier wurde in uns eine Blockade errichtet, die uns daran hindert, unserem eigenen Talent zu vertrauen und unser Leben in Freiheit darauf aufzubauen.

Genauso können wir selbst solche Blockaden aufbauen, weil wir schlechte Erfahrungen mit unserem ersten Publikum gemacht haben, weil uns unsere Freunde auslachten, weil man uns als Tänzer als schwul betrachtete – also in den Augen ignoranter Leute als »nicht männlich« –, weil man uns um unser Honorar prellte und so weiter.

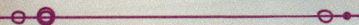

An dieser Stelle möchte ich noch von einem meiner eher ungewöhnlichen Tätigkeitsfelder erzählen: Es fing damit an, dass der Besitzer einer großen Firma als Klient zu mir kam, um seine Blockaden aufzulösen. Beim Händeschütteln zur Begrüßung fiel mir sofort auf, dass sein Daumengrundglied länger war als sein Daumennagelglied. Ich wies ihn auf diesen Umstand hin, und wir fanden gemeinsam heraus, dass seine Schwierigkeiten in der Umsetzung seiner Kreativität in der Angst, vor seinem Vater nicht bestehen zu können, begründet lagen. Wir lösten diese Blockade, und fortan gelang es ihm besser, seine Ideen in die Tat umzusetzen.

Er war aber von dieser Methode dermaßen beeindruckt, dass er mich weiter dazu befragte und mich schließlich bat, sie bei neuen Mitarbeitern anzuwenden. Seit dieser Zeit bin ich zwei Mal im Jahr in seiner Firma zu Gast, begrüße die neuen Mitarbeiter, schaue mir ihre Daumen an und berichte ihm von meinen Erkenntnissen. Er setzt die Mitarbeiter dann entsprechend ihren Begabungen ein und ist damit überaus erfolgreich. Kreative Menschen kommen in die Planungsabteilung. Kreative Menschen, die ihre Kreativität auch ganz praktisch umsetzen können, setzt er auch im Vertrieb ein, wo sie ihre Ideen direkt »an den Mann« bringen können.

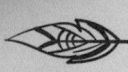
Für beide Daumen gilt bezüglich der Abstände zwischen den Punkten 1, 2 und 3 zusätzlich Folgendes: Ist der Abstand von Punkt 1 zu Punkt 2 größer als der Abstand von Punkt 2 zu Punkt 3 – ist also das Daumengrundglied länger als das Daumennagelglied –, dann ist dies ein Hinweis auf Schwüre, Eide und Gelübde aus früheren Leben. Man hat vielleicht einmal als Mönch oder Nonne gelebt und in jener Inkarnation ein Armutsgelübde geleistet. Solch ein Gelübde kann über mehrere Inkarnationen wirken, wenn wir es nicht aktiv auflösen, und uns so daran hindern, wirtschaftlichen Erfolg zu verwirklichen. Vielleicht haben wir in einem solchen Leben auch ein Keuschheitsgelübde geleistet und haben nun immer wieder Probleme, eine erfüllende Partnerschaft zu leben. Solche Folgen kann auch ein Eheschwur aus der Vergangenheit haben. Ein geleisteter Fahneneid kann uns Probleme dabei bereiten, uns in einem fremden Land wohlzufühlen, da wir innerlich an ein bestimmtes Herkunftsland gebunden sind.

Auflösen kann man solch eine Blockade aus vergangenen Leben durch den sogenannten Nackengriff, den ich auf Seite 169 detailliert beschreibe.

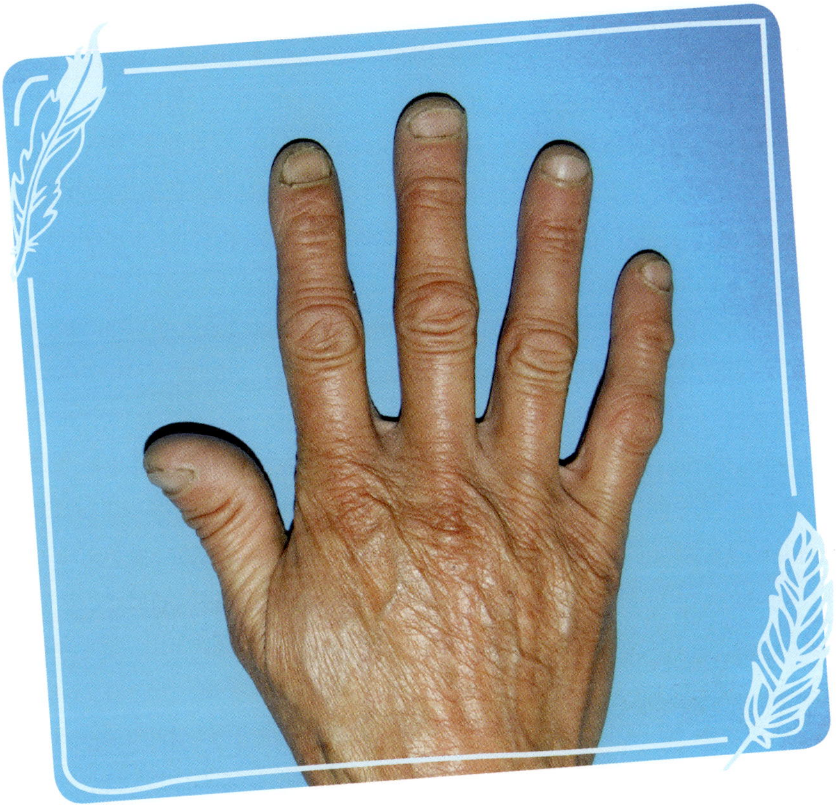

Der Daumen der nicht angekommenen Seele

Wenn der Daumen so nach hinten gekrümmt ist, wie in der Abbildung zu sehen, sprechen wir von einer nicht angekommenen Seele. Ich erwähnte ja schon die Seelenpläne, die wir vor unserer Inkarnation entwerfen und sozusagen »unterschreiben«, um für uns festzulegen, was wir in dieser Inkarnation lernen und erfahren wollen. Oft machen wir auch Seelenverträge mit anderen Seelen, die dann hier auf Erden als unsere Mutter, unser Vater oder unsere Geschwister und Freunde fungieren. Zusammen mit einem nach hinten gekrümmten Daumen ist oft auch ein verkrümmter kleiner Finger links zu erkennen, der dann anzeigt, dass unsere Mutter

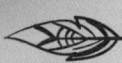

ihren Teil des gemeinsamen Seelenplans (sie wird unsere Mutter in dieser Inkarnation) fast nicht eingehalten hätte: Sie überlegte während der Schwangerschaft, ob sie uns besser abtreiben lassen sollte. Wir fühlten uns darum nicht willkommen, und ein Teil unserer Seele ist deshalb nie wirklich in dieser Manifestation gelandet. Wir sind nicht wirklich hier, nicht in unserer Gesamtheit. Etwas fehlt.

Menschen, die einen so nach hinten gebogenen Daumen haben, können im wahrsten Sinne des Wortes nur schwer Dinge festhalten. Der opponierbare Daumen erfüllt seinen Zweck nicht so, wie er sollte: Alles entgleitet diesen Menschen, das wirkliche Zupacken fällt schwer. Oft erleben diese Menschen, dass die Dinge, kurz bevor sie sich zum Guten zu wenden scheinen, wieder auseinanderfallen: Der Investor springt ab, der Vertrag kommt doch nicht zustande, die Bank verlängert den Kredit nicht, das Baugrundstück wird doch an jemand anderen verkauft, der Auftrag geht kurzfristig an eine Konkurrenzfirma und so weiter.

Die Dinge in den Griff zu bekommen – das ist die Schwierigkeit, mit der sich diese Menschen sehr oft herumplagen. Der Grund ist, dass sie gar nicht mit ganzer Kraft in dieser Welt wirken können, weil ihnen nicht die vollständige Energie ihrer ganzen Seele zur Verfügung steht. Sie sind hier niemals komplett angekommen und haben sich darum auch nicht in letzter Konsequenz dieser Inkarnation verschrieben.

Natürlich fehlt ihnen deshalb auch die Anerkennung in ihrem Leben, weshalb sie sich noch weniger auf die Welt einlassen, was die Sache aber – wie man sich denken kann – nicht besser macht.

Diesen Menschen empfehle ich immer eine schamanische Seelenteilrückholung, um ganz in dieser Welt zu landen und in ihre Kraft zu kommen.

Kombinationen von verformten Fingern

Die Seele ist weit und tief. Sie ist nicht zu vermessen oder gänzlich zu ergründen, sie wird uns immer Rätsel aufgeben. So viele Dinge können in einer einzelnen Seele wirken: die Erfahrungen aus diesem Leben, die Erziehung, Traumata aus frühester Kindheit und der vorgeburtlichen Phase, Erlebnisse der Eltern, die als innere Blockaden weitergegeben werden, Erfahrungen aus vergangenen Inkarnationen, Eindrücke des kollektiven Unterbewussten und wahrscheinlich noch vieles mehr, von dem wir noch nicht einmal etwas ahnen. Wenn die Seele über den Körper vermittelt spricht, ist das darum auch nicht immer eindeutig zuzuordnen. Oft zeigen

sich zum Beispiel an den Fingern mehre-re Dinge gleichzeitig, die dann in Kombination auftreten und auch so verstanden werden müssen. Ich werde im Folgenden ein paar Beispiele geben, bin mir aber bewusst, dass ich hier längst nicht alles abbilden kann, was vorkommen mag. Doch ich denke, diese Beispiele und ihre Deutung können verdeutlichen, in welcher Weise die Kombination von Krümmungen der Finger gelesen werden kann.

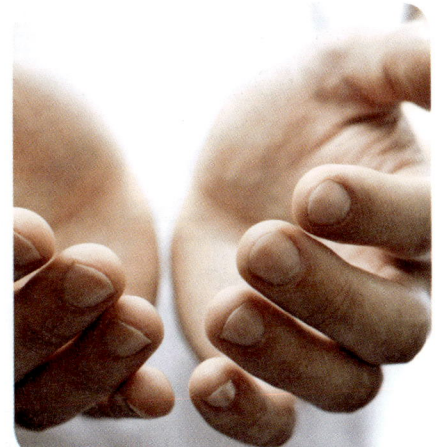

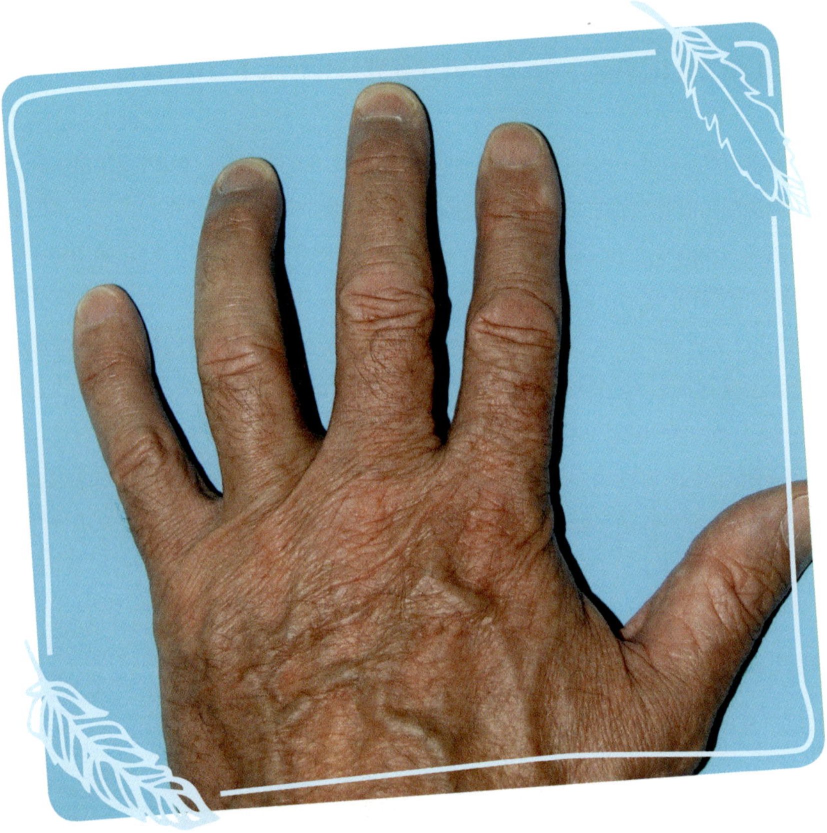

Kleiner Finger und Ringfinger links

Wenn beide äußeren Finger zum Mittelfinger hin gekrümmt sind, wie es die Abbildung zeigt, dann können wir hier einen intensiven Herzschmerz aufgrund von Missachtung der Seele durch die weibliche Seite unserer Familie feststellen (kleiner Finger), der – weil er in keiner Weise artikuliert werden kann – auf den Magen schlägt (Ringfinger). Diese Person ist nicht in der Lage, zu sagen, was sie denkt oder fühlt. Sie wurde nicht in dieser Welt willkommen geheißen, konnte dies jedoch nie in irgendeiner Form verarbeiten oder der Mutter gegenüber artikulieren. Auch in der Pubertät gab es wahrscheinlich keine Wutausbrüche oder Aggressionen gegenüber

der Mutter, weil diese vielleicht krank war und man meinte, man müsse behutsam mit ihr umgehen. Kinder von depressiven Müttern zeigen oft diese Verformung von kleinem Finger und Ringfinger in Kombination. Die Mutter hatte gar nicht die Kraft, die neu ankommende Seele willkommen zu heißen, weil sie viel zu sehr mit ihrer eigenen unerklärlichen Traurigkeit beschäftigt war. Und in den folgenden Jahren schlich das Kind wie auf Zehenspitzen um die kranke Mutter herum, auf die man stets Rücksicht nehmen musste. So wurde alle erfahrene Ablehnung hinuntergeschluckt, was sich auch in anderen Lebensbereichen fortsetzte, zum Beispiel in der Schule, bei der Arbeit und im Freundeskreis. Hier muss an beiden grundsätzlichen Blockaden gearbeitet werden.

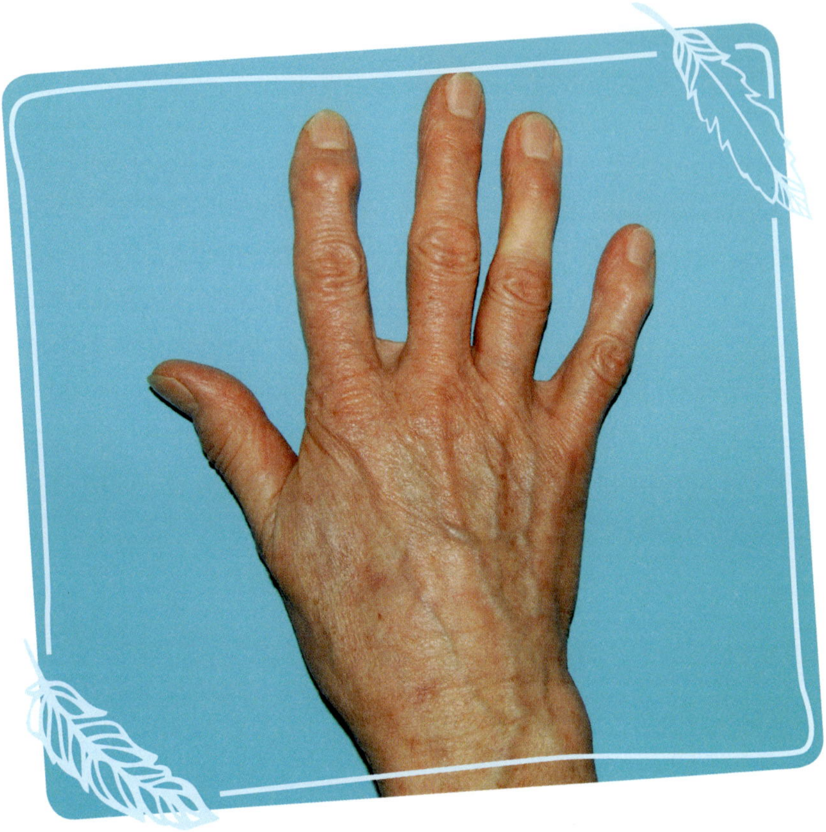

Kleiner Finger und Ringfinger rechts

Hier liegt dieselbe Problematik vor, nur auf den Vater bezogen. Missachtung der Seele und Krankheit des Vaters (vielleicht Alkoholismus oder ebenfalls Depression) lehnen die neu angekommene Seele ab und bringen sie dazu, diese Ablehnung kommentarlos und ohne äußere Rebellion zu schlucken. Herzschmerz und in diesem Fall vielleicht auch unterdrückte Wut schlagen so auf den Magen- und Darmbereich.

Bei dieser Konstellation kommt immer zuerst der Herzschmerz, danach das Thema Schlucken, weil man nicht in der Lage ist, etwas zu sagen. Oder auch, weil man niemanden verletzen möchte. Dieses Schweigen schlägt letztlich auf den Magen-Darm-Bereich.

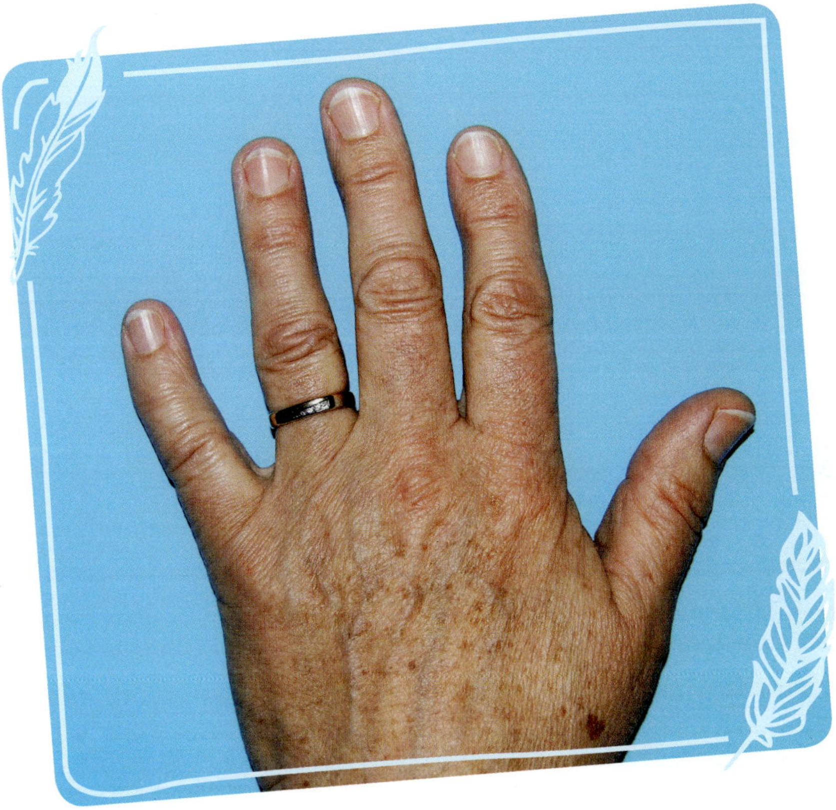

Zeige- und Mittelfinger links

Wenn bei einer Person Zeige- und Mittelfinger gekrümmt sind, wie auf der Abbildung zu erkennen, dann ist sie nicht in der Lage, ihren Weg geradlinig zu gehen (Zeigefinger), weil sie von Versagensangst getrieben wird (Mittelfinger). Diese Kombination sieht man recht häufig, weil die Angst, nicht gut genug zu sein, die Menschen aus ihrer Mitte bringt und es äußerst schwer ist, seinen eigenen Weg zu finden, wenn man nicht zentriert ist.

Eine überkritische Mutter, der man es niemals recht machen konnte, kann hier die Ursache sein: *Mutter weint ständig, seit sie von meiner Homosexualität erfahren hat … Mein jüngerer Bruder hat jetzt seinen*

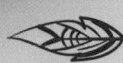

Doktortitel, und ich bin immer noch normaler Angestellter. Bestimmt ist Mutter sehr enttäuscht von mir ... Ich glaube, Mutter mag meine neue Partnerin/meinen neuen Partner nicht, vielleicht sollte ich mich trennen ...

Natürlich kann diese Struktur auch schon von unserer Mutter in Zusammenhang mit ihrer eigenen Mutter entwickelt und an uns weitergegeben worden sein. Und viele Menschen wachsen schon mit dem Gefühl auf, dass man die Erwartungen der Mutter unbedingt zu erfüllen habe, weil diese sonst unseretwegen traurig wird. Diese Begründung wird von manchen Müttern regelrecht als Erziehungswaffe eingesetzt. Ständig spricht sie vor ihrem Kind davon, dass es sie sehr, sehr traurig macht, wenn das Kind nicht gehorcht, sein Zimmer nicht aufräumt, sich beim Spielen dreckig macht und so weiter. Hier gibt es Hunderte von Varianten. Dem Kind wird immer wieder suggeriert, dass es nicht richtig ist und dass andere Menschen (die Mutter) aufgrund seines Verhaltens leiden müssen und traurig werden. Kurz gesagt: Der Mutter geht es schlecht, weil wir schlecht sind! Nicht die beste Voraussetzung, um später ein erfülltes Leben zu führen.

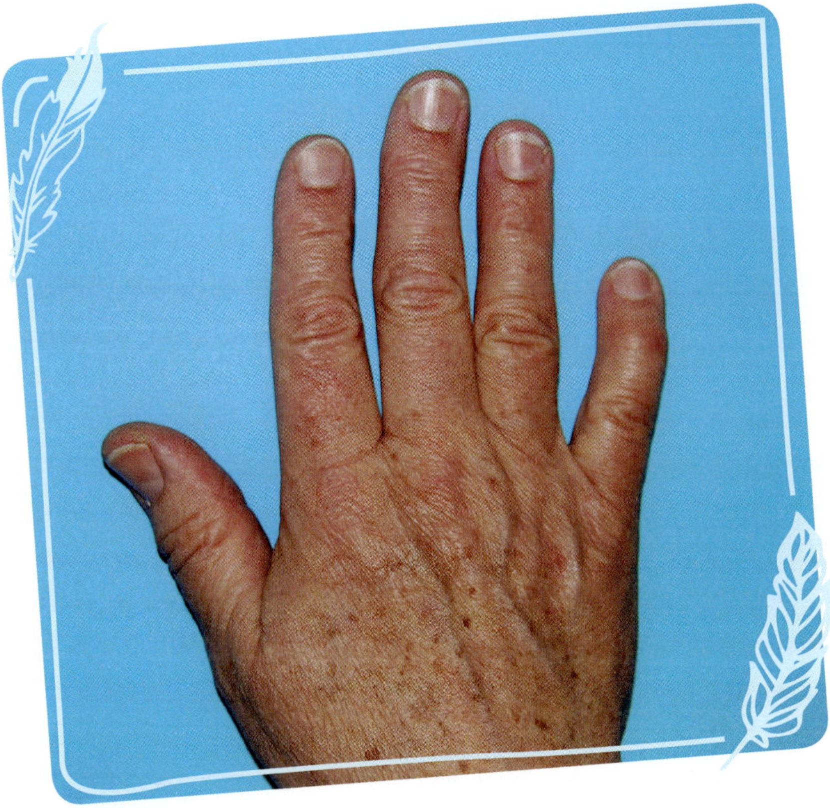

Zeige- und Mittelfinger rechts

Hier sind ähnliche Strukturen aus Angst, der Unfähigkeit, die eigene Mitte zu finden und den eigenen Weg zu gehen, am Werk, allerdings durch den Vater oder Großvater beeinflusst und mit Blockaden belegt. Der Vater muss zufriedengestellt werden, was aber nie gelingt, weil der Vater selbst psychisch so veranlagt ist, dass er nie zufrieden sein kann. Oder aber der berufliche Erfolg des Vaters ist so groß, dass wir in unserem Nacheifern scheitern müssen: *In meinem Alter hatte mein Vater schon eine eigene Kanzlei … Vater hat jede Woche 70 Stunden gearbeitet und sich nie beschwert … Bei Vater gab es niemals solche Geldprobleme wie bei mir …*

Vater hat mit 24 seinen Doktor gemacht ... Vaters Firma ist bereits nach einem Jahr erfolgreich an die Börse gegangen ...

Diese Kombination findet man zum Beispiel auch bei Menschen, die sich nicht in der Lage sehen, eine Führungsposition auszufüllen, dies jedoch aus verschiedenen Gründen müssen. Ein Familienunternehmen muss geleitet werden, doch der Schatten des übermächtigen Vaters, der nicht nur der Familien-, sondern auch der Firmenpatriarch war, lässt sich nicht abschütteln: *Die Angestellten nehmen mich ohnehin nicht ernst, sie haben immer nur auf meinen Vater gehört ... Seit ich das Unternehmen leite, sind unsere Umsätze zurückgegangen ... Mein Vater hätte diese Entscheidung niemals gebilligt ... Eigentlich müsste ich Herrn XY entlassen, aber Vater hat ihn damals eingestellt ...*

Diese Blockaden hindern uns daran, wirklich am Leben teilzuhaben. Wir sehen uns ausschließlich durch die Brille unseres Vaters und fragen uns bei jeder Entscheidung, ob er diese gutheißen würde. Selbst wenn der Vater schon gestorben ist, hört diese Sichtweise nicht einfach auf, manchmal wird sie im Gegenteil sogar noch schlimmer und hindernder.

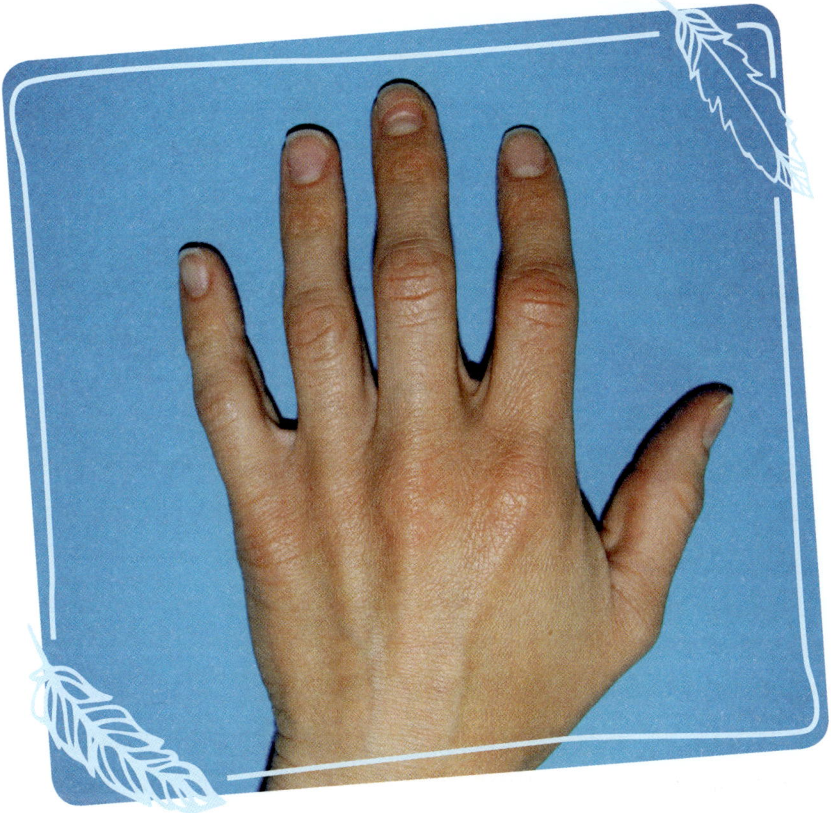

Ring- und Zeigefinger links

Wenn bei einem Menschen Ring- und Zeigefinger beide verkrümmt sind und sich zum Mittelfinger neigen (siehe Abbildung), können wir davon ausgehen, dass er ein Wertigkeitsproblem mit sich herumschleppt (Ringfinger), das dazu führt, dass er nicht sagen kann, was er denkt und fühlt, nicht seinen Weg gehen kann und aus diesem Grund an einer nervlichen Belastung leidet (Zeigefinger). Wenn diese Verkrümmungen der Finger an der linken Hand zu sehen sind, deutet das auf eine ursächliche Blockade seitens der weiblichen Ahnenlinie hin.

Diese Person hat seelisch Dinge aufgenommen, die ihrer Mutter während der Schwangerschaft auf den Magen geschlagen sind: Ängste, ausgesprochene oder unausgesprochene Gebote und Verbote, eventuelles Desinteresse des Kindsvaters und so weiter. Vielleicht wurde die Mutter oder Frauen allgemein in der eigenen Familie nicht geschätzt, das Weibliche als solches nicht respektiert. All diese Erfahrungen haben sich mit dem Eindruck verbunden, dass die eigene Meinung, der eigene Weg vom Umfeld nicht erwünscht ist: *Ich mache die Dinge lieber so, wie sie von mir erwartet werden ... Ich weiß ohnehin nicht, was richtig ist, da mache ich lieber das, was man mir sagt ... Ich würde dieses Problem ganz anders angehen, aber das interessiert hier ja niemanden ... Meinen Lebenstraum kann ich nicht verwirklichen, er ist einfach zu lächerlich ... Träume sind Schäume ...*

Hier haben zwei Dinge aufeinander Einfluss und verstärken sich gegenseitig: Das Wertigkeitsthema schlägt auf den Magen, was die Unsicherheit über den eigenen Weg fördert. Da der eigene Weg nicht gefunden und schon gar nicht gegangen werden kann, entwickelt sich zunehmend eine nervliche Belastung, weil die Seele ja den ursprünglich geplanten Weg kennt und darüber verzweifelt, dass er so verfehlt wird. Diese nervliche Belastung reizt nun wiederum den Magen, das Unwohlsein verstärkt sich, und das Unglück ist perfekt.

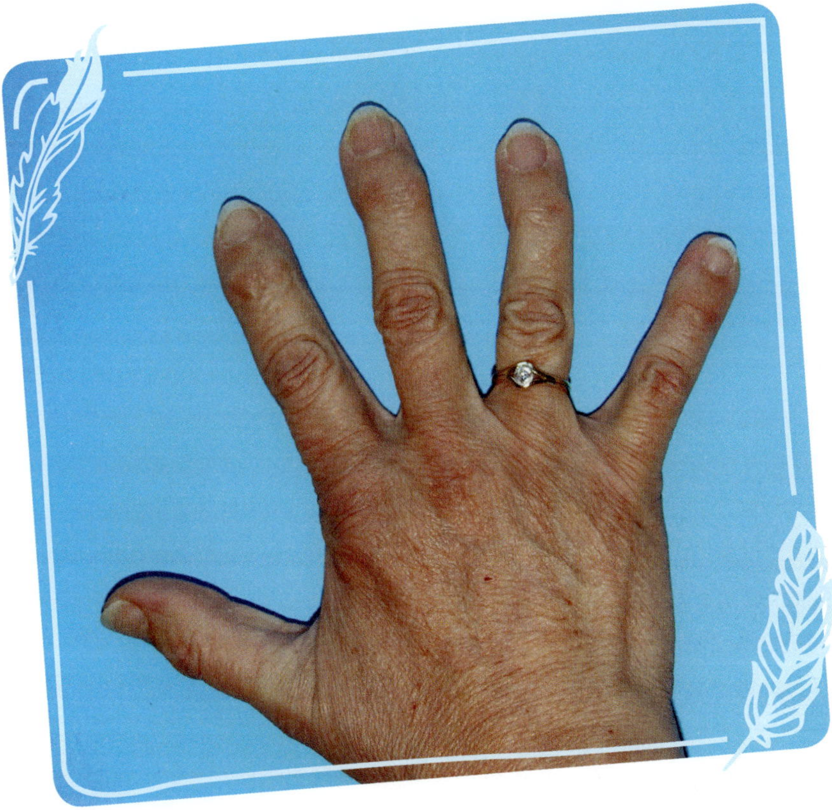

Ring- und Zeigefinger rechts

Hier liegen die seelischen Ursachen von Magen- und Darmproblemen aufgrund von Wertigkeitsproblemen in Verbindung mit dem Verfehlen des eigenen Weges eher auf der männlichen, also auf der Vaterseite.

Vielleicht wurden auch hier vom Vater Träume aufgegeben, ging die Notwendigkeit der finanziellen Versorgung vor das Verwirklichen eigener Pläne und Ideen. Auch der Militärdienst des Vaters kann hier eine Ursache sein, da in dieser Zeit nur der blinde Gehorsam und nicht das eigene Denken gefordert und wertgeschätzt wurde. Wie in der Fußnote auf Seite 77 schon erwähnt, hat gerade die Kriegszeit viele Menschen seelisch gebro-

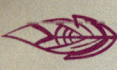
chen, was diese immer ungewollt auf die eine oder andere Weise an die nachfolgende Generation weitergegeben haben.

Vielleicht hat der Vater auch immer Schwierigkeiten gehabt, die Familie zu versorgen, musste sich deswegen Vorwürfe anhören, die ihm zwar wehtaten, denen er aber innerlich recht gab: *Ich tauge wirklich nichts … Hätte ich nur etwas Vernünftiges aus meinem Leben gemacht … Als Mann muss ich doch meine Familie versorgen können …*

Diese Gedanken führen letztlich dazu, dass ein Mann seinen ureigenen Weg verlässt und etwas tut, wofür er nicht geeignet ist. Er verzettelt sich, hat kein Zutrauen mehr zu sich selbst, die Nerven gehen mit ihm durch, die Magen- und Darmprobleme werden immer schlimmer.

All diese Dinge können an uns weitergegeben oder von uns selbst erfahren worden sein.

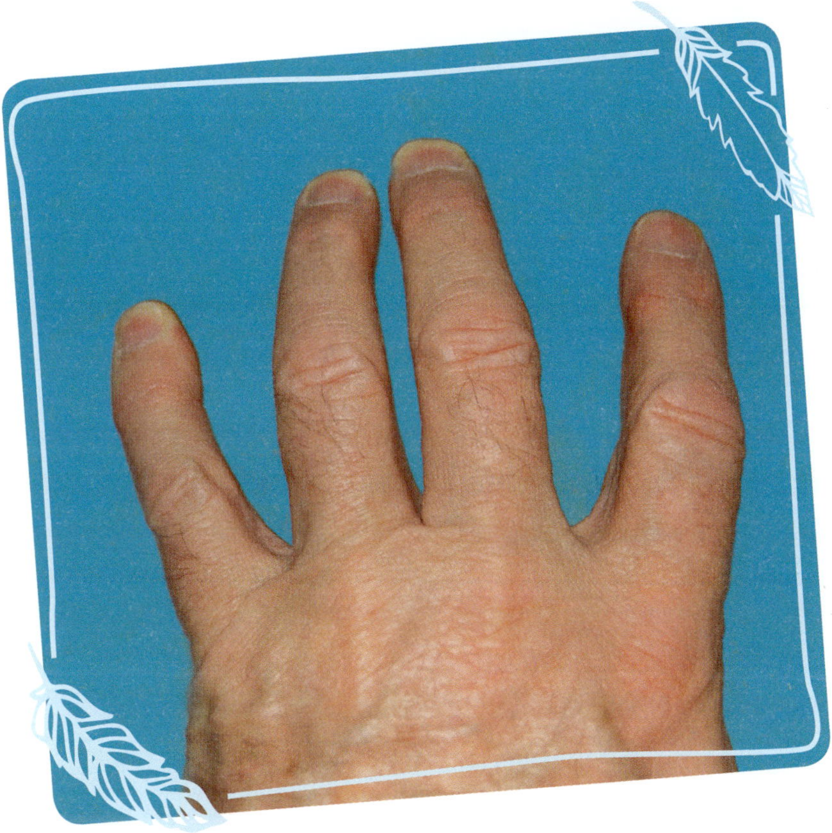

Zeige-, Mittel- und Ringfinger links

Die Abbildung zeigt eine Hand mit verformtem Zeige-, Mittel- und Ringfinger. Hier spielen also viele Faktoren in die inneren Blockaden hinein.
Auf der linken Seite sind das Verletzungen, die unserer weiblichen Ahnenlinie entstammen.

Man kann sich das vielleicht am besten anhand eines Beispiels vorstellen: Eine Frau, unsere Mutter oder Großmutter, ist mit einem sehr
herrschsüchtigen Mann zusammen. Ein richtiger Macho alter Schule, vor
dem sie regelrecht Angst hat. Er nimmt sie nicht ernst, er lacht sie aus, er
bestimmt über ihr Leben, bringt sie gänzlich aus ihrer Mitte, bis sie gar

nicht mehr weiß, wer sie eigentlich ist. Er ist eigentlich ein Frauenfeind, der nur mit dem Objekt seines Hasses zusammen ist, um es auszubeuten (meist sexuell) und immer wieder deutlich zu machen, dass er besser ist, alles besser kann, zu mehr taugt und so weiter. Der verformte Mittelfinger steht für die Angst vor dem Verhalten des Mannes, für das Abkommen vom eigenen Zentrum, dafür, dem Mann innerlich Glauben zu schenken und sich selbst für schlecht zu halten.

Das geht der Frau an die Nerven und sie ist nicht mehr fähig, ihren eigenen Weg zu gehen, was wir am Zeigefinger ablesen können. Sie tut nur noch, was der Mann ihr sagt, trifft keine eigenen Entscheidungen mehr. Die ganze Situation schlägt ihr auf den Bereich des Magen-Darm-Traktes oder des Unterleibs. Vielleicht entwickelt sie Magen- oder Gebärmutterkrebs.

Denke bitte immer daran, dass die Verletzung deiner Mutter sich nicht unbedingt an ihren, sondern an deinen Händen abzeichnen – und ebenso einen negativen Einfluss auf deine Gesundheit haben kann.

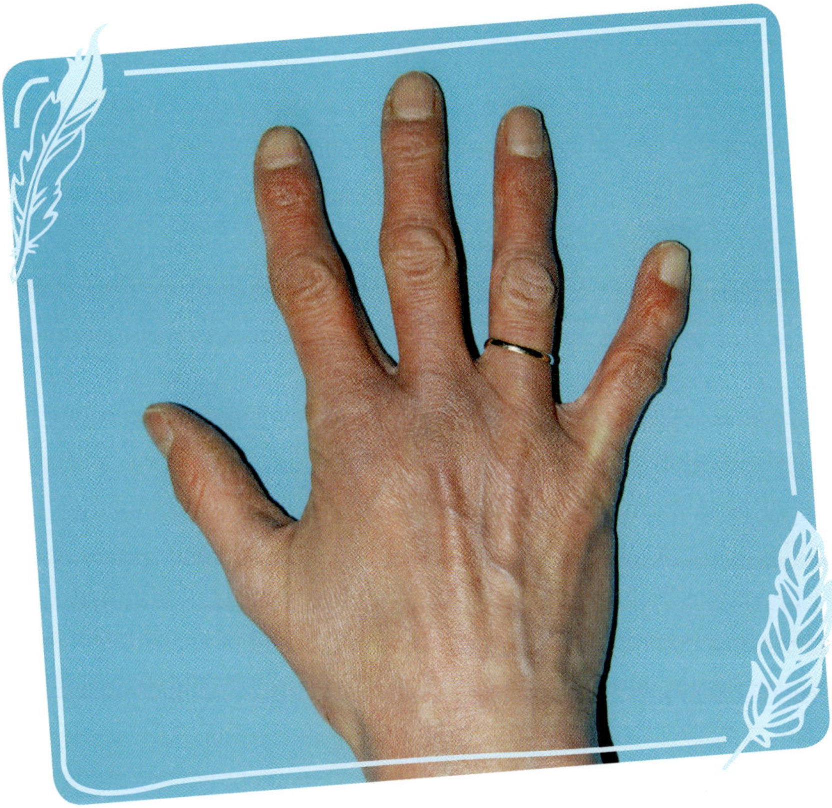

Zeige-, Mittel- und Ringfinger rechts

Ganz ähnlich, nur eben auf die väterliche Ahnenlinie bezogen, sieht es auf der rechten Seite aus.

Auch hier soll uns ein Beispiel helfen: Aus unserem schattenhaften Unterbewusstsein (also aus vorherigen Inkarnationen) ist eine Angst in unser Leben getreten, von der wir nicht wirklich etwas wissen. Sie liegt latent in uns vor, doch da wir mit dem Grund oder dem Auslöser unserer Angst in unserem normalen Alltag eher wenig zu tun haben, beeinflusst uns das nicht so sehr. Nehmen wir hier an, wir wären in einer unserer vergangenen Inkarnationen ertrunken. Diese Erfahrung war so stark und

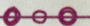
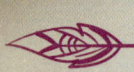

so leidhaft, dass sie uns aus unserer Mitte geworfen hat. Irgendwo in unserem schattenhaften Unterbewussten sitzt diese Erfahrung und lässt uns nicht mehr los. Existenzangst ist unser ständiger Begleiter, weil wir erlebt haben, wie schnell und plötzlich alles zu Ende sein kann. Darum ist unser Mittelfinger gekrümmt.

Angst hindert uns daran, unseren Weg zu gehen. Wir sind übervorsichtig im Leben, scheuen jedes noch so kleine Risiko, wollen immer auf Nummer sicher gehen. Natürlich verfehlen wir so unseren Weg, können nicht geradlinig auf der Spur unseres Seelenplans unterwegs sein, was wir am gekrümmten Zeigefinger erkennen können.

Nun plant die Familie einen Urlaub am Meer, und wir stimmen trotz einer gewissen Abneigung zu, weil wir immer das tun, was unsere Familie (oder auch unser Chef) von uns will. Wir fahren also ans Meer, und da wir ohnehin nicht das allerbeste Nervenkostüm haben (siehe Zeigefinger), bringt uns die Begegnung mit der Ursache unserer eigentlichen Existenzangst an den Rand der Verzweiflung. Unsere Nerven spielen verrückt. Da unglaublich viele Nerven im Hara oder Tandien zusammenlaufen, ist hier die Verstimmung als Erstes spürbar: Wir bekommen Magenschmerzen. Die Angst und unser nicht vorhandenes Durchsetzungsvermögen unseren eigenen Weg betreffend schlagen uns wie üblich auf den Magen (siehe Ringfinger). Die Schmerzen und das Unwohlsein werden immer schlimmer, und schließlich müssen wir den Urlaub abbrechen. Alle sind unzufrieden, und wir wissen noch immer nicht, warum unser Leben so aussieht, wie es aussieht.

Statt wir selbst in einer früheren Inkarnation kann natürlich auch unser Vater oder Großvater ertrunken sein, was bei uns einen nachhaltigen Schock hinterlassen hat. Und wie gesagt: Die genannten Beispiele sind immer nur wenige von einer schier endlosen Zahl von Möglichkeiten. Mir geht es bei den Beispielen immer nur darum, die zugrunde liegende Struktur deutlich zu machen.

Weitere Fingerformen

Neben den Verformungen einzelner Finger und ihren Kombinationen gibt es auch noch äußerliche Besonderheiten an Händen, die sich an allen Fingern zeigen oder die sich in gewissen Bewegungseinschränkungen der Finger manifestieren. Hier gilt ebenfalls, dass diese Verformungen aus unseren eigenen Erfahrungen (entweder in dieser oder einer unserer vorherigen Inkarnationen) herrühren können oder von unseren Ahnen (hauptsächlich unseren Eltern) an uns weitergegeben wurden. Die Formen der Finger geben uns Hinweise auf die Ursache der Blockaden und bringen uns auf die Spur. Das ganze Geheimnis wird dann meist durch ein Gespräch gelüftet, das von den Hinweisen, die man an den Fingern ablesen kann, ausgeht. Die Beispiele sollen zeigen, was alles möglich ist und in welche Richtung unser weiteres Nachforschen gehen kann. Denke aber bitte immer daran, dass alle Menschen verschiedene Hintergründe haben, und achte immer darauf, dass du im Gespräch nicht deine Interpretation mit der real vorliegenden Situation verwechselst.

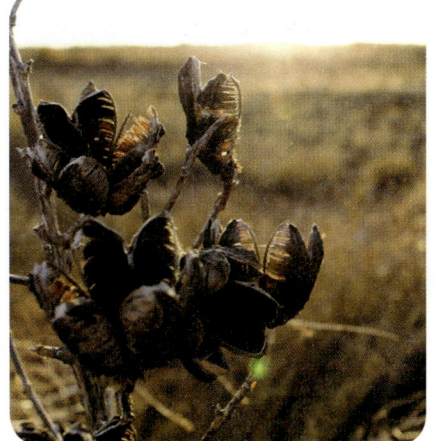

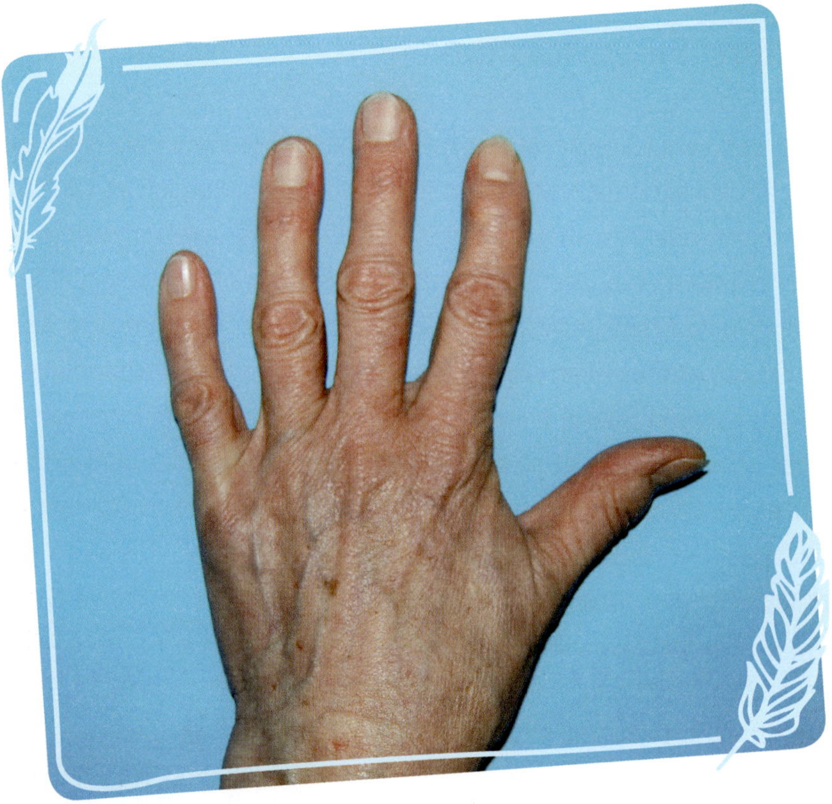

Die Kümmererhand links

Die Kümmererhand hat jeder schon einmal gesehen. Die Finger verformen sich dabei wie auf der Abbildung. Meist sieht man sie bei älteren Menschen, und die Schulmedizin spricht dann schnell von Gicht, Rheuma oder Arthritis. Diese Diagnose ist natürlich nicht grundlegend falsch, doch sie stützt sich nur auf die Symptome, nicht auf die Ursache.

Ist die linke Hand entsprechend verformt, war wahrscheinlich unsere Mutter schon jemand, der sich für andere aufgeopfert hat. Sie kümmerte sich um jeden, nur nicht um sich selbst. Sie trug schwer an Schuldgefüh-

len und Wertigkeitsproblemen aus ihrer eigenen Kindheit und glaubte, sich diese mangelnde Wertschätzung erarbeiten zu können.

Genauso können wir diese Minderwertigkeitsgefühle aber auch aus unserer Kindheit mit uns herumschleppen und uns im Laufe unseres Lebens dahin gehend entwickeln, dass wir uns immer um alle kümmern, um ihre Anerkennung und Wertschätzung zu erhalten. Nicht beachtet zu werden, kann im Laufe der Zeit dafür sorgen, dass wir uns für andere aufopfern, um endlich die ersehnte Beachtung zu finden. Solch ein Verhalten zeigen manchmal schon kleine Kinder.

Man muss sich das ganz klar machen, auch wenn es etwas hart klingt: Kümmerer sind keine überzeugten Altruisten, die sich aus Liebe und Mitgefühl für andere aufopfern! Sie wollen etwas dafür zurück: die Liebe der anderen. Kümmerer jammern oft darüber, wie viel sie tun müssen und wie erschöpft sie sind. Und dann seufzen sie theatralisch und machen weiter, dabei die Ohren spitzend, ob denn nun jemand ihre Leistung anerkennt und ihnen dafür Zuneigung schenkt, wobei auch Mitleid mit ihrem vermeintlich schrecklichen Los eine Form der Zuneigung und Aufmerksamkeit darstellt.

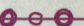

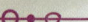

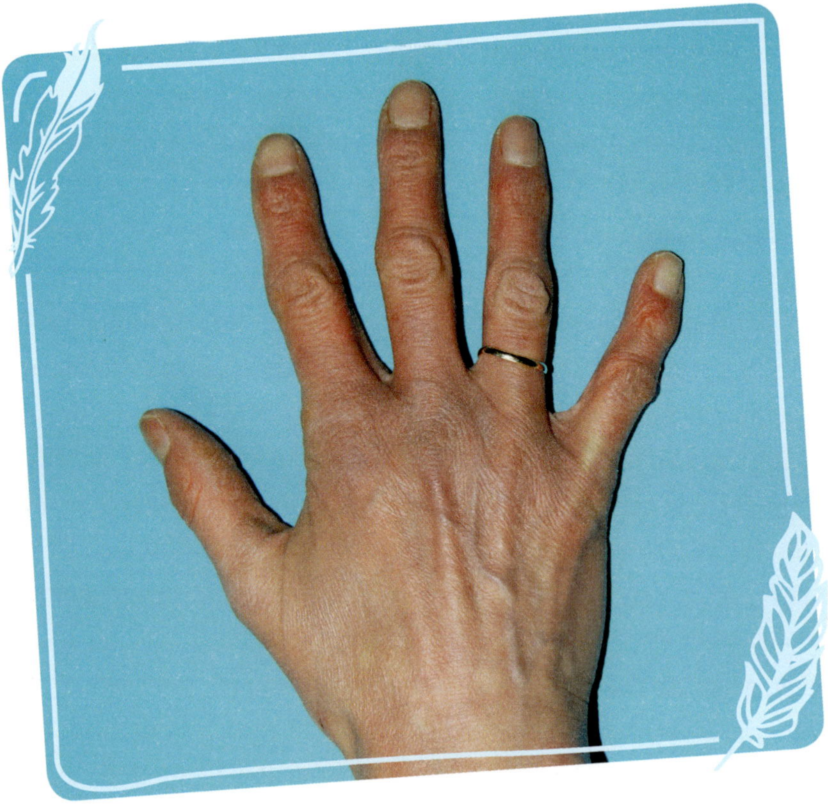

Die Kümmererhand rechts

Ist die rechte Hand unsere Kümmererhand, so haben wir es mit männlichen Themen zu tun. Traditionell geht es hier eher um das Versorgen, hauptsächlich auf finanzieller Basis, im Gegensatz zur weiblichen Seite, bei der es eher um das nährende Element geht. Während die weibliche Seite dazu neigt, den anderen (mehr oder weniger aggressiv fürsorgend) unter die Arme zu greifen, indem ungefragt Fenster bei der Schwiegertochter geputzt werden oder Essen vorbeigebracht wird, fokussiert sich die männliche Seite eher auf finanzielle Unterstützung, für die der Kümmerer dann selbst natürlich hart arbeiten muss.

Auch hier können sowohl unsere eigenen Erfahrungen die Ursache sein als auch die unserer männlichen Vorfahren.

Bei den Kümmerern ist es meist so, dass beide Hände von diesen Verformungen betroffen sind. Unterschiede gibt es hauptsächlich im Anfangsstadium der Symptome, auf die man gut achten sollte, weil man so schneller an die eigentliche Ursache herankommen kann.

Doch wie gesagt, meist sind beide Hände betroffen, die dann im fortgeschrittenen Stadium ein bisschen krallenartig erscheinen. Und Krallen sind eine gute Assoziation, denn hier wird etwas festgekrallt, hier kann nicht losgelassen werden. Immer wieder muss die eigene Wertigkeit bewiesen werden, da der Wunsch nach Anerkennung so übermächtig ist. Mit jeder seiner Handlungen ruft der Kümmerer lautlos: *Bitte liebt mich … Ich tue doch alles für euch!*

Die Arthritis, die oft für diese Art der Verformungen an den Fingern sorgt, ist ein deutliches Signal unserer Seele: Wer starke Arthritis in den Händen hat, kann nichts mehr greifen, kann nichts mehr tun, kann sich durch seine Arbeit nicht mehr für andere aufopfern. Arthritis führt dazu, dass wir nicht mehr alles perfekt machen können, dass wir anderen nicht mehr alles abnehmen können. Die Seele sendet das Zeichen: »Stopp! Hör auf, und kümmere dich um dich selbst!«

Eine große Hilfe für Kümmerer kann es sein, sich immer wieder folgenden Satz vor Augen zu führen: *Ich muss es nicht tun, ich darf es tun!*

Hier liegt die Betonung ganz klar auf dem *Dürfen,* der Möglichkeit! Es ist nicht von einer Pflicht die Rede.

Kümmerer sind Opfer einer mangelnden Wertschätzung in ihrer Kindheit. Nicht die Seele wurde geliebt und wertgeschätzt, sondern nur die Leistung: gute Noten, brav sein, das Zimmer aufgeräumt haben, der Mut-

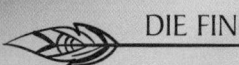

ter oder dem Vater geholfen haben – das führte zu Anerkennung, und sonst nichts. Das ist überaus traurig, und diese Menschen sind wirklich bedauernswert, vor allem, weil die eigene Leistung in ihren Augen ohnehin nie ausreicht und sie sich trotz ihres großen Wunsches danach eigentlich gar nicht vorstellen können, dass sie für ihre Leistung geliebt werden.

Und natürlich kommt noch hinzu, dass das Umfeld, dem die Fürsorge der Kümmerer meist ungefragt zuteilwird, irgendwann auch genervt auf die Kümmerer reagiert und sich deren negative Erfahrung so immer wieder selbst verstärken: *Jetzt tue ich doch wirklich alles, und es ist auch niemandem recht!*

Ein wahrer Teufelskreis.

Deshalb an dieser Stelle ein Satz an alle Eltern und werdenden Eltern, der eigentlich selbstverständlich sein sollte: Kinder liebt man, weil sie *sind,* nicht, weil sie irgendetwas tun oder lassen!

Bei dieser Fingerverformung sendet die Seele ein ganz klares Signal: Der Kümmerer sollte sich bewusst machen, dass er sich um jemanden kümmern *darf,* wenn dieser es wünscht, und sich niemals kümmern *muss.* Wenn dieses Signal missachtet wird, verformen sich die Finger so sehr, dass sich auch um niemanden mehr gekümmert werden *kann.*

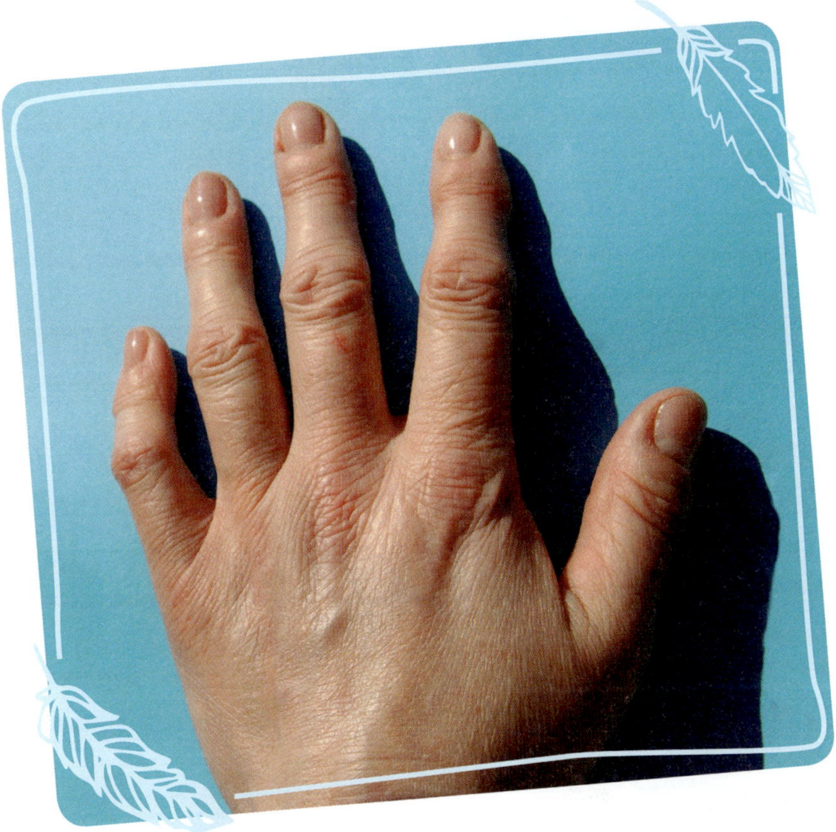

Für den mache ich keinen Finger krumm

Bei der Verformung, die wir uns nun anschauen werden und die man recht häufig beobachten kann, könnte man meinen, dass hier nur eine Verkürzung der Sehnen vorliegt. Die Beweglichkeit der Hand ist am kleinen Finger eingeschränkt, und die eigentliche Ursache hierfür ist eigentlich ganz einfach: Die Hand will sich nicht mehr bewegen! Oft kann man diese Verformung bei Menschen beobachten, die zum Beispiel ihre alten Eltern pflegen müssen, zu denen sie nie ein gutes Verhältnis hatten. Wenn Verletzungen aus der Kindheit nicht geheilt und nicht vergeben wurden, man sich dann aber verpflichtet fühlt, sich um ebendie Personen zu kümmern, die einem diese Verletzungen zugefügt haben, reagiert der Mensch nach einem simplen Muster: Für den (oder die) mache ich keinen Finger krumm!

Und ironischerweise wird dann der Finger krumm, die Beweglichkeit der Hand wird eingeschränkt, weil eine innere Abneigung gegen dieses Sich-kümmern-Müssen besteht.

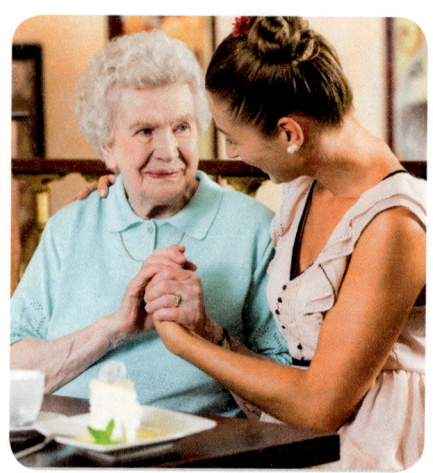

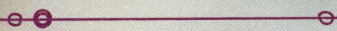 

Eine meiner Klientinnen hatte starke Schmerzen im linken kleinen Finger. Er krümmte sich zur Handfläche hin und ließ sich kaum noch bewegen. Von Beruf war sie Hausfrau, doch ihre eigentliche Hauptbeschäftigung war die Pflege ihrer seit fünf Jahren bettlägerigen Mutter. Ihre Geschwister taten nichts, und sie fühlte sich ziemlich im Stich gelassen.

Wir sprachen über ihre Kindheit und fanden heraus, dass sie sich schon immer vernachlässigt gefühlt hatte. Ihre Geschwister waren ihrer Meinung nach bevorzugt worden, und jedes Mal, wenn sie ihre Mutter um etwas gebeten hatte, war ihr gesagt worden, dass sie das, was sie tun wollte, ohnehin nicht könne.

Jetzt, wo sie sich um ihre Mutter kümmern musste, wurde ihr linker kleiner Finger immer krummer und tat zunehmend weh. Ihr Groll über die Benachteiligung in ihrer Kindheit führte zu stärker werdenden Schmerzen.

In unserem Gespräch konnten wir diese Blockaden allmählich auflösen und die Frau dahin führen, sich bewusst zu machen, dass sie die Gelegenheit hatte, ihre Mutter zu pflegen, dies aber nicht musste. Sie konnte später ganz anders an ihre Aufgabe herangehen, konnte ihrer Mutter verzeihen und ohne Groll ihre Tätigkeit verrichten. Es dauerte eine gewisse Zeit, aber die Schmerzen verschwanden, und der Finger wurde auch wieder gerader.

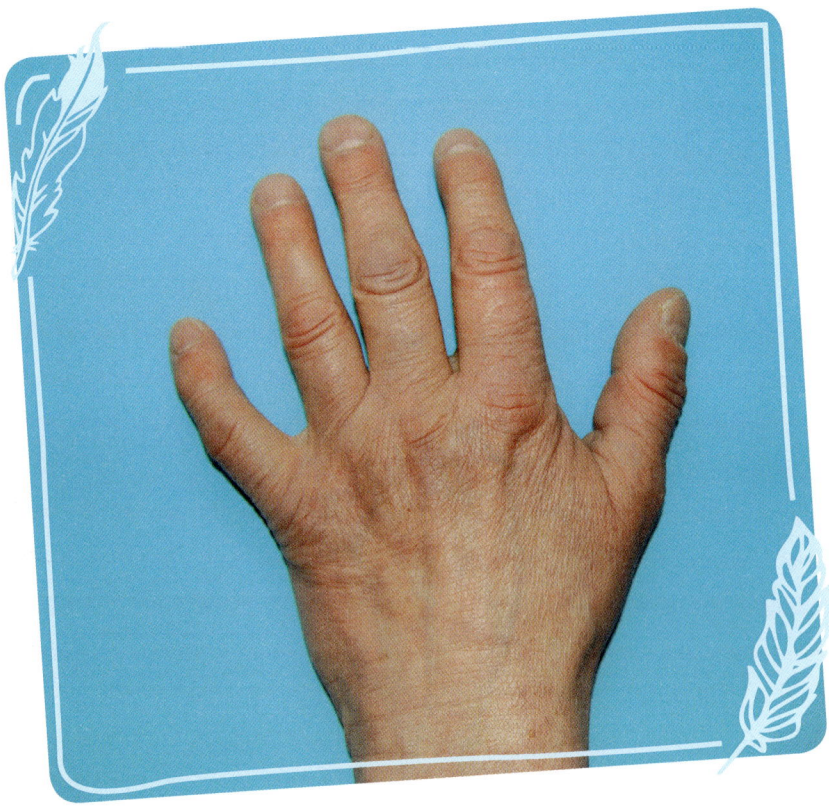

Verdickung der Fingerendgelenke

Die Verdickung der Fingerendgelenke (manchmal einfach als Erhöhung vor dem Fingernagel erkennbar wie auf der Abbildung) deutet auf ein Wertigkeitsthema hin und hat eine ähnliche Ursache wie die Problematik der Kümmerer. Hier geht es hauptsächlich um den Selbstwert, den diese Person aufgrund ihres Umfeldes und ihrer Erfahrungen nicht entwickeln konnte. Die Person hat genügend Energie, traut sich aber nicht, diese einzusetzen und in die Welt zu bringen, da sie denkt (bzw. ihr vermittelt wurde), dass sie nichts tauge. Diese Menschen versuchen gar nicht erst, ihre Talente zu leben, weil sie davon ausgehen, dass niemand etwas von

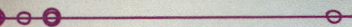

ihnen wissen will. Weil die vorhandene Energie aber nicht kanalisiert und freigesetzt wird, staut sie sich, was in den Verdickungen der Fingerend- gelenke sichtbar wird. Diese Menschen trauen sich nicht, etwas wirklich »anzufassen«, etwas wirklich zu tun, zuzupacken.

Eine ganz ähnliche Stauung der Energie liegt übrigens einem viel weiter verbreiteten Phänomen zugrunde: dem Fingernägelkauen. Auch hier ist das Selbstwertgefühl erheblich gestört, auch hier staut sich Energie, die nicht freigesetzt wird, da der Mensch sich selbst nichts zutraut.

Darüber hinaus gibt es noch Wülste am Nagelbett, wobei es aussieht, als würde der Nagel unter der Haut verschwinden. Hier spielt die Angst, nicht gut genug zu sein, eine große Rolle. Man scharrt und kratzt und ruft innerlich: »Sieht mich denn niemand?« Man will gesehen werden, man will gehört werden, man will sich mitteilen – doch all das traut man sich nicht. Man hat das Gefühl, nicht gemocht zu werden und blockiert sich in seinem Tun selbst.

Wenn wir uns bei diesen drei Symptomen – den Verdickungen der Finger- endgelenke, dem Fingernägelkauen und den Wülsten am Nagelbett – die Hand ansehen, die stärker betroffen ist, können wir natürlich auch Rück- schlüsse darauf ziehen, welcher Elternteil hier mit Anerkennung gegeizt hat. Für einen Rechtshänder gilt: rechts männlich (Vater), links weiblich (Mutter). Bei einem Linkshänder ist es genau umgekehrt.

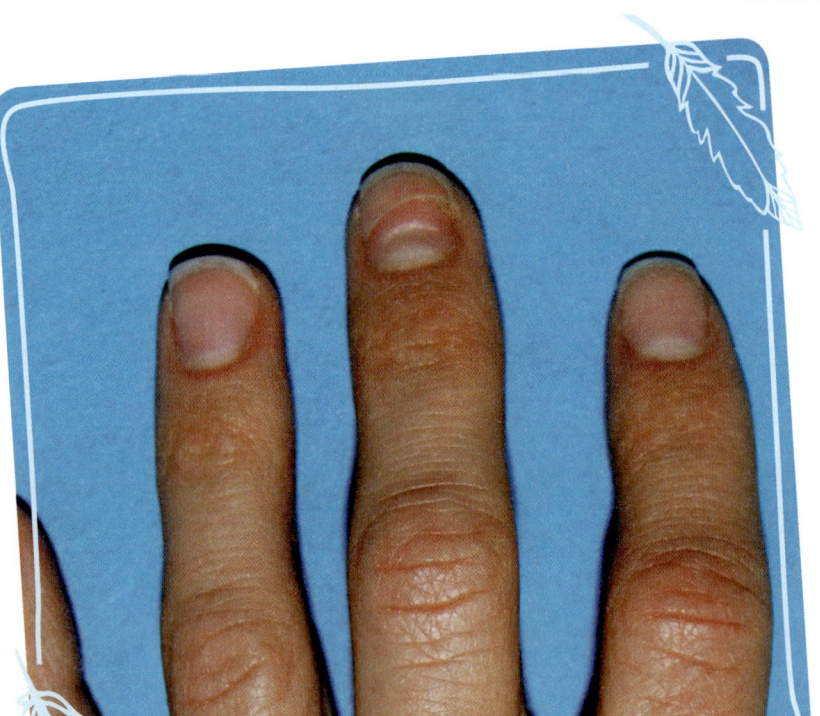

Nagelveränderung an den Fingern

Unter Nagelproblemen an den Fingern leiden viele Menschen. Solche Probleme – seien es Nagelpilze, starke Querrillen, auffällige Punkte, gespaltene Nägel oder was auch immer – sind generell Hinweise darauf, dass wir nicht klar zu unseren Entscheidungen stehen bzw. gar nicht erst eine klare Entscheidung treffen.

Neben dieser allgemeinen Bedeutung hat jeder Finger, an dem ein solches Nagelproblem auftaucht, seine eigene, spezielle Bedeutung, die ich im Folgenden kurz anführen möchte. Auch hier schickt uns unsere Seele Botschaften durch die Veränderung unseres Körpers.

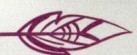

- Nagelveränderungen am Daumen stehen für eine innere Haltung, bei der wir an vielen Dingen festhalten, nicht loslassen können und uns viele Gedanken um Dinge machen, die sich außerhalb unserer Kontrolle befinden.
- Der Zeigefinger symbolisiert – auch hier – die Art und Weise, wie wir unseren Weg gehen, wie gradlinig wir unseren eigenen Seelenplan verfolgen.
- Der Mittelfinger steht für etwaige Existenzprobleme und entsprechende Ängste: Lebe ich in Angst oder geistiger Freiheit? Der Mittelfinger symbolisiert das Zentrum des Lebens und zeigt, wie ich im Leben stehe.
- Nagelveränderungen am Ringfinger deuten darauf hin, dass wir viele Themen einfach herunterschlucken, unsere eigene Meinung nicht aussprechen, sondern uns zum Beispiel um des lieben Friedens willen anpassen und unterordnen. Wir haben unsere Entscheidung getroffen, trauen uns aber nicht, diese auch zu leben.
- Beim kleinen Finger geht es um Unsicherheit in Bezug auf Herzensentscheidungen: *Soll ich mit diesem Partner zusammenziehen oder nicht? Ist es richtig, mich langfristig an diesen Partner zu binden? Sollte ich heiraten? Kinder in die Welt setzen?*

Eine sehr häufige Form von Nagelveränderungen ist der Nagelpilz.

Nagelpilz an den Fingern ist ein Zeichen der Seele, dass sich in deinem Kopf Tausende von Gedanken und Emotionen angesammelt haben, die deinen Geist wie ein Karussell kreisen lassen. Du denkst über viele Dinge nach, bei denen du den Überblick verloren hast, wodurch sich ein Gefühl entwickelt, nicht mehr Herr über dich selbst und deine Emotionen zu sein. Meist liegt das daran, dass man krampfhaft an Dingen festhält, versucht, andere zu beeindrucken, und Angst hat, die Kontrolle zu verlieren.

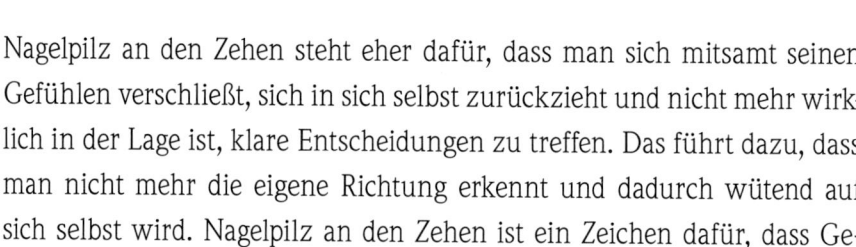

Nagelpilz an den Zehen steht eher dafür, dass man sich mitsamt seinen Gefühlen verschließt, sich in sich selbst zurückzieht und nicht mehr wirklich in der Lage ist, klare Entscheidungen zu treffen. Das führt dazu, dass man nicht mehr die eigene Richtung erkennt und dadurch wütend auf sich selbst wird. Nagelpilz an den Zehen ist ein Zeichen dafür, dass Gefühle und Verstand nicht im Einklang sind.

Viele dieser Problematiken haben mit Wertigkeitsthemen zu tun – etwas, womit fast alle Menschen immer wieder zu kämpfen haben. Eine gute Methode, mit diesen Themen umzugehen und sie aufzulösen, ist die sogenannte Spiegelübung, die ich auf Seite 168 erkläre.

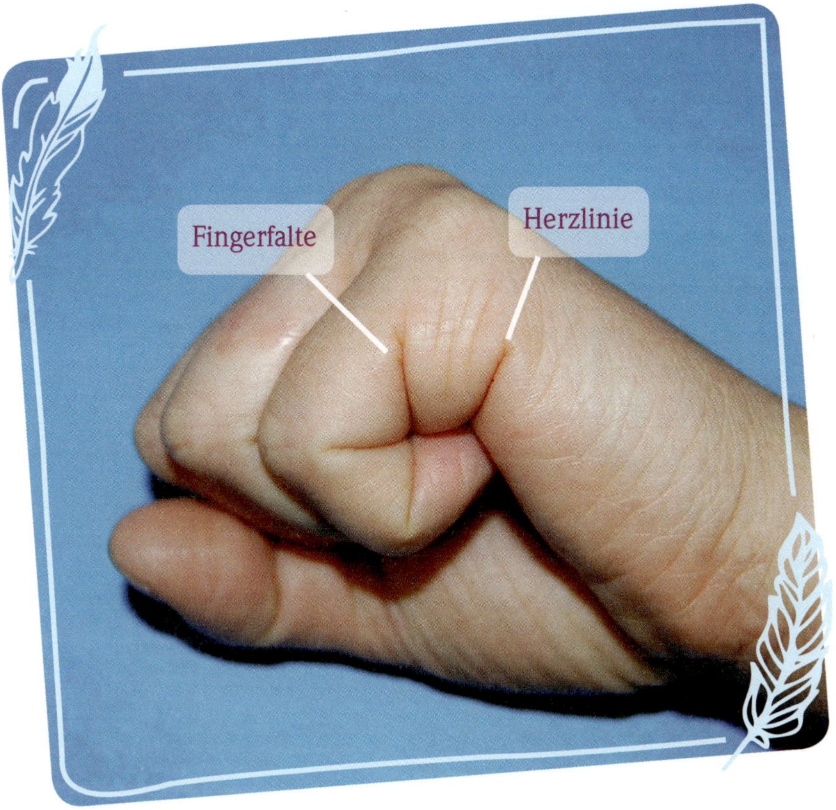

Fingerfalte

Herzlinie

Kinder im Seelenplan

An der geballten Faust konnte ich bislang nur Deutungen für mich sichern, die sich ausschließlich auf Frauen beziehen. Um diese Zeichen dreht sich dieses Kapitel – an den Fäusten von Männern konnte ich entsprechende Signale noch nicht feststellen. Es geht also nur um die Fäuste von Frauen.

Wenn du eine Faust anschaust (deine eigene oder die einer Freundin), achte bitte einmal auf die Handkante: Die sogenannte Herzlinie, die obere Querfalte auf der Handfläche, reicht meist bis auf die Handkante. Darüber ergeben sich durch die Krümmung der Finger weitere Falten, und all diese

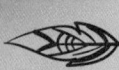

Falten zusammen zeigen ein Bild, das uns über eine bestimmte Sache Aufschluss gibt: Für wie viele Kinder kann diese Seele die Landestelle sein? Wie viele Kinder sind im Seelenplan dieser Person vorgesehen?

Zwischen der Falte, die aus der Herzlinie stammt, und der Falte, die vom unteren Glied des kleinen Fingers geworfen wird, kann man in der Regel weitere Falten erkennen. Die Zahl dieser Falten zeigt die Zahl der Kinder an, die im Seelenplan vorkommen. Die tieferen, deutlicheren Falten stehen dabei für Jungen, die flacheren, nicht so deutlichen Falten stehen für Mädchen. Exakt parallel verlaufende Falten können ein Zeichen für Zwillinge sein.

Am besten ist es, wenn man sich beide Fäuste anschaut. Dort, wo die Falten stärker ausgeprägt sind, kann man die geplante Anzahl der Kinder ablesen. Diese Anzahl muss nicht zwingend bedeuten, dass man als Frau auch diese Anzahl Kinder bekommt und aufzieht. Vielmehr geht es um eine Anzeige des ursprünglichen Plans, den die Seele vor ihrer Inkarnation gefasst hat.

Bevor die Seele beschließt, geboren zu werden, entscheidet sie sich für die Erfahrungen, die sie machen möchte: Vielleicht möchte sie erfahren, wie es ist, einen Jungen und ein Mädchen zu bekommen, vielleicht möchte sie erfahren, wie sie sich als Mutter von Zwillingen fühlt. Vielleicht möchte sie aber auch erfahren, wie es ist, eine Fehlgeburt zu erleiden oder in der zehnten Schwangerschaftswoche einen Abgang zu haben. Es mag sich seltsam anhören, dass unsere Seele solche von uns eher negativ bewerteten Erfahrungen machen wolle, doch die Seele sieht diese Erlebnisse neutral. Ihr geht es darum, möglichst viele unterschiedliche Erfahrungen zu machen, die damit verbundenen Emotionen zu erleben und aus ihnen zu lernen.

Und noch etwas ist mit dieser Sichtweise verbunden: Wenn eine Frau eine Fehlgeburt hat, folgen oftmals Depressionen aus dieser Erfahrung.

Vielleicht fühlt sie sich schuldig, vielleicht sieht sie sich selbst als nicht gut genug an. Wenn sie sich dann ihre Faust ansieht und feststellt, dass dort nicht nur eine Falte ist, sondern mehrere, somit also mehrere Kinder im Seelenplan auftauchen, kann dies unter Umständen ein wenig trösten. In unserem Seelenplan war es vorgesehen, Landestelle für eine Kinderseele zu sein, die ihrerseits die Erfahrung machen wollte, nur für sehr kurze Zeit im Mutter-

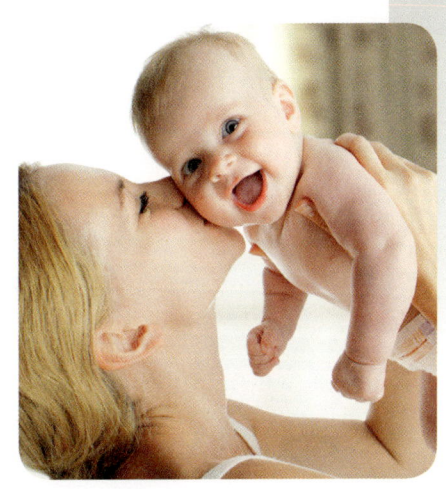

leib zu sein. Die weiteren Kinder, auf die die anderen Falten hindeuten, mögen wiederum ganz andere Erlebnisse geplant haben, für deren Verwirklichung wir uns freiwillig gemeldet haben. Vielleicht können wir also diese Falten als Plan sehen, bei dem es um nichts anderes geht als um Erfahrung. Neutrale Erfahrung, die wir nicht bewerten müssen – und die auch unseren Wert in keiner Weise festlegt.

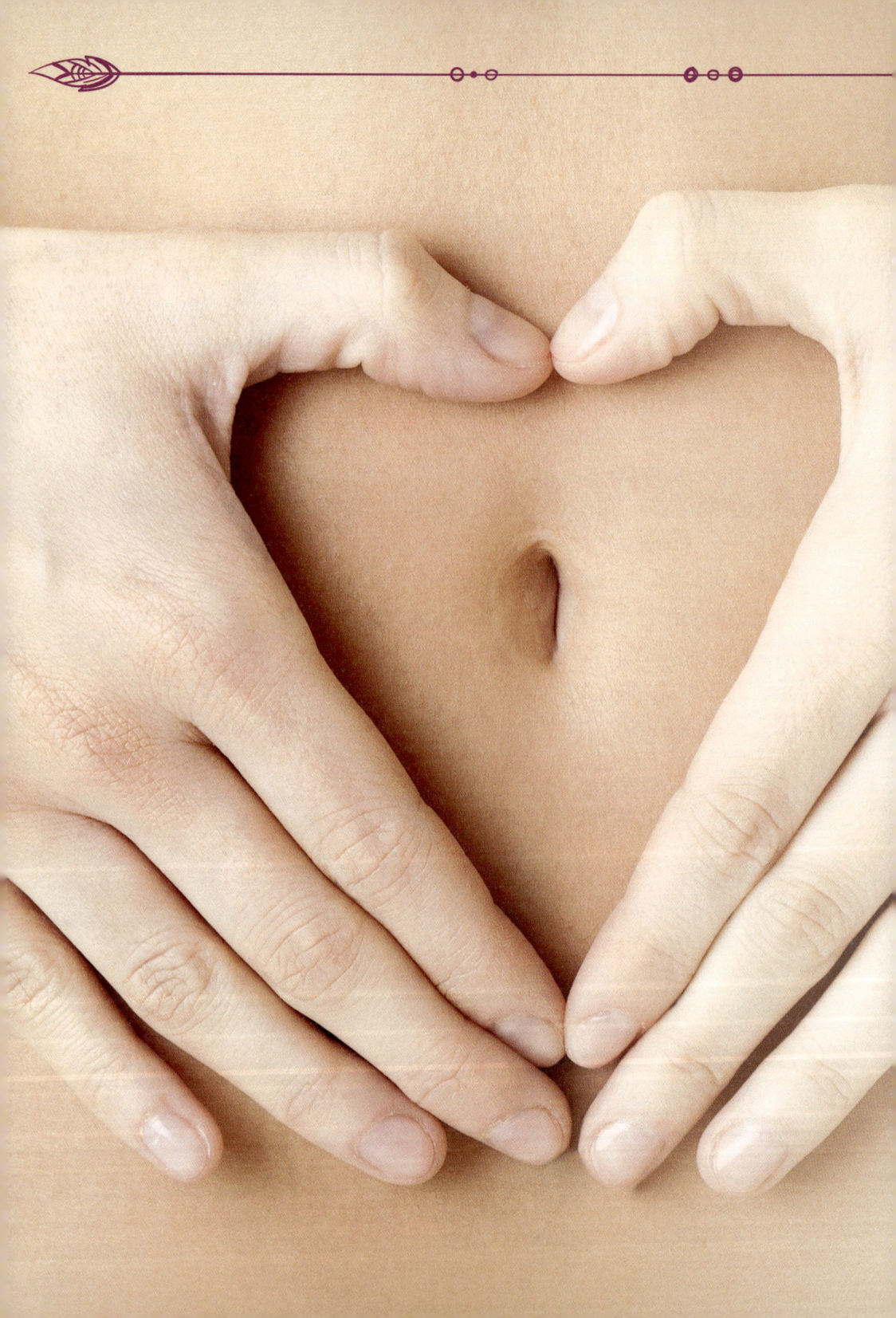

DIE HAUT

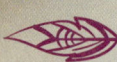
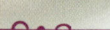

Wir kommen nun zu einem Organ, an dem wir ebenfalls viel über unsere inneren Blockaden und Hindernisse ablesen können. Unser größtes Organ, das die Seele oftmals als Sprachrohr benutzt, wenn ihre leiseren Warn- und Weckrufe ungehört bleiben: unsere Haut.

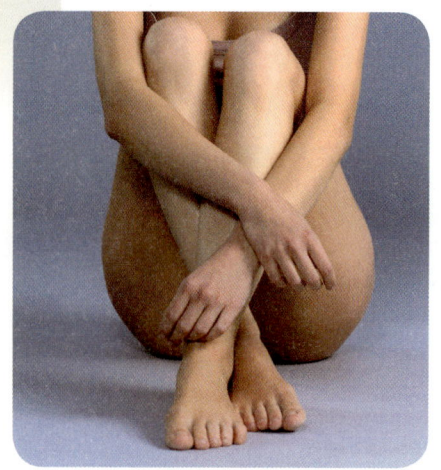

Die Oberfläche unserer Haut ist 1,5 bis 2 Quadratmeter groß und besteht aus etwa 2 Milliarden Hautzellen, die sich ständig erneuern. In ihrer doppelten Funktion stellt sie sowohl Barriere und Schutz als auch eine Verbindung zur Außenwelt dar. Sie begrenzt unseren physischen Körper nach außen und bewahrt ihn vor Krankheitserregern, UV-Strahlen und auch in einem gewissen Rahmen vor Hitze und Kälte. Gleichzeitig ist die Haut unsere Brücke zur Außenwelt, denn sie verfügt über Millionen von Nervenzellen, die auf Druck, Berührung und Temperatur reagieren, sie nimmt Sonnenlicht auf und verwandelt es in lebenswichtiges Vitamin D3 und ist sogar an der Atmung beteiligt.

An unserer Haut lässt sich sehr schnell unser Lebensstil ablesen: Schlafmangel, ständige Anspannung, Stress, ungesunde Ernährung, Solariumbesuche, der Konsum von Nikotin und Alkohol, mangelnde Bewegung an der frischen Luft – das alles lässt unsere Haut rasant altern. Falten bilden sich, die Haut wird grau und wirkt müde und schlaff.

Und auch unsere gegenwärtige Gemütslage lässt sich oft schnell erkennen: Wir werden rot, wenn wir uns schämen; wir werden bleich, wenn wir uns erschrecken oder Angst haben; wir werden grün vor Ärger. Auch der normale Alterungsprozess wird zuerst an unserer Haut sichtbar.

Ein ganz wichtiges Organ also und dazu ein feiner Sensor der Seele. Nicht umsonst sagen wir, wenn es uns gut geht, dass wir uns in unserer Haut wohlfühlen.

Unsere Haut reagiert sensibel auf die Stimmungen unserer Seele, vor allem aber auf unsere Grundbefindlichkeit. Deshalb können wir an ihr und eventuell auftauchenden Problemen wie Akne, Abszessen, Ekzemen, Flechten, Furunkeln, Herpes, Nesselsucht, Neurodermitis, Psoriasis (Schuppenflechte) und vielen mehr auch den Zustand unserer Seele ablesen.

Wir konzentrieren uns hier hauptsächlich auf den genauen Ort der Erkrankung und die Zuordnung zu einer seelischen Ursache. Dabei ist es egal, welche Hautkrankheit genau vorliegt, wichtig ist nur, dass die Haut an bestimmten Stellen reagiert.

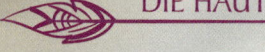
Die Haut im Gesicht und am Kopf

Die Haut im Gesicht und am Kopf gibt uns vor allem Hinweise auf Blockaden, die mit der Familie in Zusammenhang stehen. Meist zeigt die Haut
hier an, dass etwas nicht wahrgenommen werden will. Einzelne Bereiche,
an denen Hautprobleme auftreten, können wie folgt zugeordnet werden:

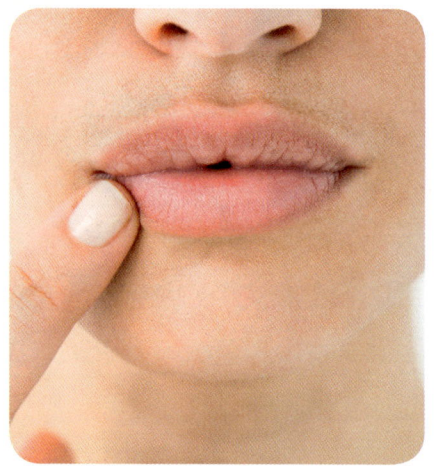

Mund (auch Mundschleimhaut)

Hier geht es vor allem um Kommunikation, um Dinge, die nicht ausgesprochen
werden oder nicht angesprochen werden dürfen. Familiengeheimnisse zählen
ebenso dazu wie die Unfähigkeit, wirklich miteinander zu sprechen. Manchmal
wohnen Menschen zusammen, haben
sich aber schon lange nichts mehr zu
sagen. Vielleicht wohnen die Eltern oder
Schwiegereltern mit im Haus und mi-
schen sich in Dinge ein, die sie nichts angehen. Vielleicht werden aber
auch Probleme in der Partnerschaft nicht angesprochen.

Lippen

Hautprobleme an den Lippen sind ein direkter Hinweis auf ungelöste
Schwierigkeiten in der Partnerschaft. Gerade wenn der Partner diese
Schwierigkeiten nicht wahrnimmt oder nicht wahrnehmen will, zeigen
sich solche Konflikte oft an den Lippen. Eben genau dort, wo sie nicht
zu übersehen sind. Die Seele ruft uns und unserem Partner durch die
Veränderung an unseren Lippen zu: »Schau her! Hier stimmt etwas nicht!
Leugne es nicht länger, sondern setze dich damit auseinander!«

Nase

Eine Person, die immer wieder Hautprobleme an der Nase hat, möchte etwas nicht mehr riechen. Das kann sich auch ganz konkret auf den Partner beziehen. Man sagt nicht von ungefähr, dass man jemanden »gut riechen kann«. Ändert sich das, so stehen ernsthafte Beziehungsprobleme ins Haus.

Ebenso kann es sein, dass die Frau immer wieder das Parfüm einer anderen Frau an ihrem Mann riecht, sich aber nicht traut, etwas zu sagen, weil sie die Beziehung nicht gefährden will. Sie versucht vielleicht, so zu tun, als rieche sie das Parfüm nicht, aber ihre Haut zeigt es dann durch entsprechende Hautprobleme an.

Auch der Ausdruck »Es stinkt mir« ist nicht außer Acht zu lassen. Wenn jemand so redet, hat er oft das Gefühl, ständig zu viel für andere zu tun.

Augen

Man möchte oder kann etwas nicht mehr sehen. Menschen schaffen es häufig, vor etwas scheinbar die Augen zu verschließen, doch die Seele lässt sich nicht überlisten und verschafft sich auf andere Weise Ausdruck. Vielleicht kann man nicht mehr mit ansehen, wie ein geliebter Mensch sein Leben durch Suchtverhalten zerstört. Es gibt auch Fälle, in denen Frauen behaupten, dass sie es nicht mitbekommen haben, wie ihr neuer Partner die eigene Tochter missbraucht oder ähnliche Dinge tut, gegen die wir eine natürliche Abscheu verspüren.

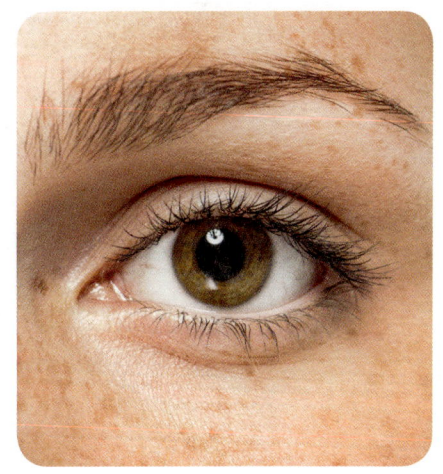

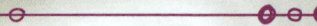

Ohren

Man kann etwas einfach nicht mehr hören. Vielleicht muss man täglich das selbstmitleidige Gejammer seines Partners ertragen, der nichts unternimmt, um eine leidvolle Situation zu ändern. Vielleicht geht es um eine Krankheit, bei der eine gewisse Eigeninitiative hilfreich wäre, vielleicht um eine langjährige Arbeitslosigkeit, die zum Teil auch in der Untätigkeit des Partners begründet ist.

Stirn

Hier wird der Druck sichtbar, den man sich selbst macht, um andere zufriedenzustellen. Der eigene Wert kann nur durch Leistung bezeugt werden, durch Anstrengung und immer mehr Anstrengung. Man will mehr erreichen, um sich selbst zu zeigen, dass man etwas wert ist, dass man liebenswert ist und von anderen Menschen geachtet wird. Hier zeigt

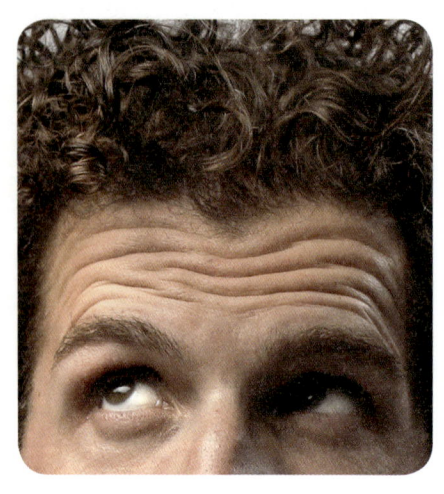

sich auch oft die Angst, sein Gesicht zu verlieren. Man möchte gut dastehen und tut dafür alles, beutet sich auch selbst aus oder geht über seine eigenen Bedürfnisse hinweg.

Zu diesem Problemkreis gehört auch oft der Haarausfall, sowohl bei Männern als auch bei Frauen. Dieser ist meist durch einen übertriebenen Perfektionismus bedingt, das Verlangen, alles richtig zu machen und sich selbst nicht den kleinsten Fehler zuzugestehen.

Die Haut am Körper

Die Haut am Körper gibt uns vor allem Hinweise auf Probleme im weiteren gesellschaftlichen Umfeld wie der Arbeitsstelle oder dem Freundeskreis. Auch hier gilt es wieder, genau darauf zu schauen, an welcher Körperstelle die Hautprobleme auftreten, um sie inneren Blockaden zuordnen zu können.

Füße und Beine

Hautprobleme, die an den Füßen, den Unter- oder den Oberschenkeln auftreten, weisen darauf hin, dass dieser Mensch vor etwas davonläuft oder ständig *für andere* unterwegs ist. Er will sich nicht mit seinen seelischen Schwierigkeiten auseinandersetzen, ignoriert seinen inneren Schmerz und macht einfach mit seinem alltäglichen Trott weiter. Er müsste dringend etwas ändern, zieht es aber vor, so zu tun, als wäre nichts.

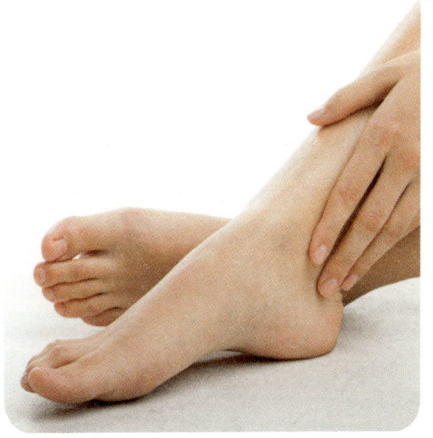

Linkes und rechtes Bein können übrigens genau wie die Hände weiblichen und männlichen Themen zugeordnet werden. Links zeigen sich die Probleme, die aus der weiblichen Richtung kommen, rechts die aus männlicher. (Auch hier ist es beim Linkshänder genau andersherum.)

Knie

Hier signalisiert die Seele, dass man zu oft vor anderen in die Knie geht, sich unterdrücken lässt und nicht aufrecht seinen Weg geht. Es gibt Arbeitssituationen, in denen Menschen mit der permanenten Angst leben, jeden Tag ihren Posten verlieren zu können. Da man aber meint, ohne diese Arbeit seine Existenz zu verlieren (was, nebenbei bemerkt, niemals der Fall ist), ist man bereit, sich anderen (dem Vorgesetzten und auch den Kollegen) gegenüber untertänig zu verhalten.

Genitalbereich

Der Genitalbereich ist der Wertigkeitsbereich. Wenn wir uns selbst für schlecht halten, wenn wir glauben, was uns zum Beispiel unsere auf Leistung fixierten Eltern glauben machen wollten, dann bekommen wir häufig Hautprobleme im Genitalbereich. Die Genitalien werden ja auch Schambereich genannt, und das können wir in einem solchen Fall wörtlich verstehen. Jemand schämt sich, weil er nicht gut genug ist. Dann bekommt er Hautprobleme im Genitalbereich, wofür er sich noch mehr schämt. Der Besuch beim Arzt wird zu einer Tortur, die das Schamgefühl noch verstärkt und bestätigt, dass man nichts taugt.

Ich hatte einen Klienten, dessen Vater ein Professor für Medizin war und erwartete, dass sein Sohn in seine Fußstapfen trete. Leider hatte der Sohn weder Talent für die Medizin noch Interesse daran. Er war aber ein erstklassiger Musiker, was für seinen Vater jedoch überhaupt keine Berufsalternative darstellte. Der Sohn nahm, um dem Vater zu gefallen, das Medizinstudium auf, scheiterte aber kläglich, was den Vater darin bestätigte, dass sein Sohn eine einzige Enttäuschung sei. Auch der Sohn selbst sah sich so. Er war eine Enttäuschung für seinen Vater, seine Leistung war ungenügend, deshalb hatte er es seiner Meinung nach tatsächlich verdient,

nicht geliebt zu werden. Das alles kam bei einer Sitzung heraus, die er bei mir aufgrund seiner jahrelangen Hautprobleme im Genitalbereich hatte. Nachdem wir die Ursache der Blockade herausgefunden hatten und sie durch schamanische Techniken auflösten, verschwand die Hautproblematik innerhalb weniger Wochen. Zudem konnte der Sohn nun endlich zu seinem Musiktalent stehen und war nicht mehr von der Meinung seines Vaters abhängig. Er begann ein Musikstudium und lebte endlich sein eigenes Leben.

Hintern

Hier werden Probleme ganz offensichtlich ausgesessen. Manche Menschen denken, dass Probleme von allein verschwinden, wenn man nur lange genug wartet. Es herrscht eine gewisse Sturheit, und sie beharren darauf, dass gar nichts los sei. Meist sind die eigentlichen Probleme gar nicht so schlimm, wenn man ihnen denn aktiv begegnen würde. Das Warten verschlimmert sie jedoch. Es ist ungefähr so wie mit Rechnungen, die man ignoriert – es ist wohl noch nie vorgekommen, dass sie dann auf wundersame Weise von alleine bezahlt wurden, wenn man die Mahnungen, die per Post ins Haus flatterten, nicht beachtet hatte.

Eine Besonderheit von Veränderungen am Gesäß sind Hämorrhoiden. Wenn du davon betroffen bist, gibt es tief in deinem Unterbewusstsein eine große Angst loszulassen. Du hältst an einem Thema fest, das dir eigentlich nicht guttut. Du sitzt es regelrecht aus und stellst dich nicht der Situation.

Dies können Gedanken sein, die deine Familie oder deinen Beruf betreffen, Ängste, Erlebnisse aus der Vergangenheit, sogar Erlebnisse aus früheren Inkarnationen, aber auch ganz alltägliche Sorgen materieller Natur. Auf all diesen Dingen kannst du »sitzen« und dadurch eingeschränkt werden.

Bei einer Hämorrhoiden-Problematik kommt hinzu, dass du auf der Gefühlsebene stark verletzt wurdest und regelrecht wütend wirst, weil du nicht in der Lage bist, loszulassen bzw. zu sagen, was du denkst und fühlst.

Hämorrhoiden und übrigens auch Krampfadern sollen dir signalisieren, dass du lockerer werden und nicht emotional verkrampfen solltest. Hier kann es sich immer um eine Verletzung auf Herzensebene handeln.

Bauch

Eine der häufigsten Hautveränderungen am Bauch ist die Gürtelrose, eine sehr schmerzhafte Erkrankung, die eigentlich eine Form des Herpes ist.

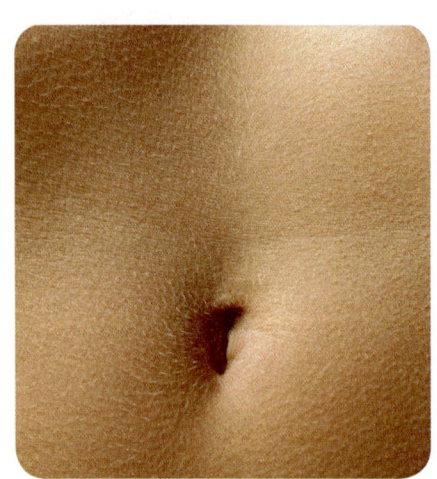

Sie legt sich wie ein Dornengürtel um den Bauch und schnürt uns ein, schränkt uns ein, raubt uns unsere Bewegungsfreiheit. Aus seelenschamanischer Sicht deutet eine Gürtelrose darauf hin, dass unser Wissen, das wir der Welt anbieten, nicht gehört und wertgeschätzt wird. Werden wir fortwährend mit unserem Engagement zurückgewiesen, kann die grundsätzliche Angst entstehen, dass unser Wissen und Können in der Welt keine Rolle spielt.

Ich hatte einmal einen jungen Mann als Klienten, der sich die ersten Sporen als Architekt verdienen wollte. Er hatte gerade sein Studium hinter sich gebracht und war überaus talentiert, was er auch unter Beweis stellen wollte. Der Bauherr, für den er arbeitete, war jedoch progressiven Ideen ge-

genüber alles andere als aufgeschlossen. Alle großartigen und neuen Ideen, mit denen der junge Architekt aufwartete, lehnte er kategorisch ab. Nichts war so, wie er es haben wollte. Der junge Mann verzweifelte schier daran, vor allem, weil auch die anderen Architekten in seinem Büro von seinen Ideen angetan waren. Doch der Bauherr, also der, um den es letztlich ging, war absolut nicht zu überzeugen. Nach kurzer Zeit dieser frustrierenden Zusammenarbeit entwickelte der junge Architekt eine Gürtelrose, die ihn furchtbar quälte. Alle medizinischen Versuche, sie zum Abheilen zu bringen, scheiterten – und so stand er irgendwann in meiner Praxis.

Ich löste einige kleinere Blockaden bei ihm und führte ihn langsam zu der Erkenntnis, dass er diese Arbeit nicht tun musste, sondern durfte. Darüber hinaus legte ich ihm dar, dass sein Wissen nicht generell abgelehnt werde, sondern dass die Welt auf seine Ideen warte, er sie aber eher mit anderen Bauherren werde verwirklichen können. Als diese Botschaft wirklich in sein Inneres eingesickert war, dauerte es noch drei Tage, bis die Gürtelrose »ganz von alleine« verschwunden war.

Bauchnabel

Hautprobleme um den Bauchnabel herum zeigen an, dass die betroffene Person Dinge hinunterschluckt, die in ihrem Umfeld passieren: Beleidigungen von angeblichen Freunden, denen man nur zur Belustigung dient, oder Demütigungen am Arbeitsplatz, gegen die man sich nicht wehren kann, weil man Angst hat, seinen Job zu verlieren.

Wird man systematisch bei Beförderungen übergangen und unternimmt nichts dagegen, obwohl man genau weiß, dass die eigenen Leistungen erheblich besser sind als die der Kollegen, sucht also nicht das Gespräch mit dem Chef, wird man entweder ein Magengeschwür entwickeln oder zu Hautproblemen im Bauchbereich neigen.

Rücken

Hier schluckt die Person Dinge, die hinter ihrem Rücken geschehen. Manche Menschen wissen, dass am Arbeitsplatz über sie geredet wird. Vielleicht sind sie spirituell interessiert, was den Kollegen zur Belustigung dient, vielleicht entspricht auch nur die Frisur oder der Kleidungsstil nicht der neuesten Mode. Vielleicht wird es einfach still, wenn man selbst den Pausenraum betritt, obwohl man von außen noch rege Gespräche hörte. Auch bei falschen Freunden, die in Abwesenheit anderer über diese schlecht reden, kann man sich fragen, was sie wohl erzählen, wenn man selbst nicht dabei ist. Oftmals ahnt man, dass dann ähnlich schlecht geredet wird und dass diese sogenannten Freunde eigentlich nur mit einem im Kontakt stehen, damit sie etwas zu erzählen haben.

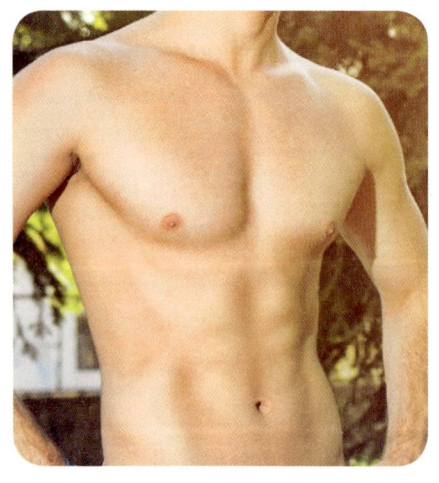

Brust

Hier zeigt sich an der Haut der Herzschmerz, die Missachtung der Seele, bezogen auf das Umfeld. Wer sich von Freunden verraten fühlt, entwickelt hier unter Umständen Auffälligkeiten an der Haut. Gefühle, die entstehen, wenn der beste Freund oder die beste Freundin mit dem eigenen Partner oder der Partnerin im Bett landet, suchen sich zum Beispiel hier ihren körperlichen Ausdruck.

Hals

Hals und Kehle sind Orte der Kommunikation, und Hautprobleme an diesen Stellen zeigen Probleme an, die mit der Verständigung mit anderen Menschen zu tun haben. Nicht sagen zu können, was wir denken, oder

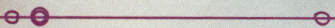

das Gefühl zu haben, ständig gegen eine Wand zu reden, wirkt verletzend auf unsere Seele und drückt sich dann vielleicht über entsprechende Hautirritationen aus. Wenn nichts, was wir sagen, irgendeine Wirkung hat, unsere Vorschläge bei Besprechungen wirkungslos verpuffen oder unsere Meinung im Freundeskreis nicht im Geringsten geschätzt wird, werden diese Probleme in der Kommunikation sich unter Umständen an unserer Haut zeigen.

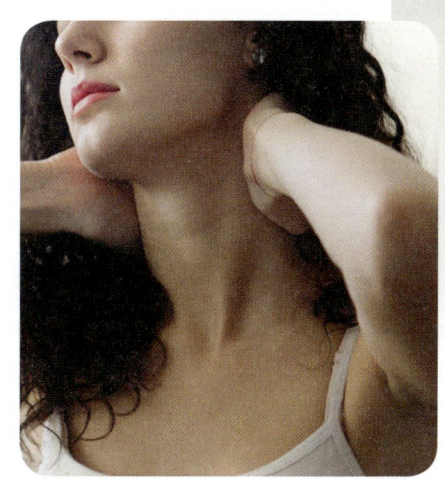

Ellenbogen

Die Seele hat den Eindruck, dass sie sich regelrecht durchs Leben hindurchboxen muss. Zu wenig Aufmerksamkeit führt dazu, dass sie sich Platz verschafft und dabei auch meint, andere aus dem Weg räumen zu müssen. Neurodermitis an den Ellenbogen kommt unglaublich häufig vor. Hier kann man nur raten, ruhiger zu werden und seiner eigenen Wertigkeit auf die Spur zu kommen.

Hände

Hier zeigen sich Hautprobleme, wenn wir das Gefühl haben, zu viel für andere tun zu müssen. Das können Kollegen sein, die uns jede Woche ihre nicht erledigte Arbeit überlassen, oder Freunde, denen wir in jeder Notsituation beistehen, die aber niemals Zeit für uns haben, wenn wir sie einmal brauchen.

Ich hatte einmal eine Klientin, die eine Allergie gegen Papier entwickelt hatte, was in ihrem Bürojob natürlich zu Problemen führte. An den Händen und Unterarmen litt sie an neurodermitisartigen Ausschlägen. Nachdem ihr die Ärzte nicht hatten helfen können und sie auch die verschriebenen, cortisonhaltigen Salben nicht sonderlich gut vertrug, kam sie schließlich zu mir. Ich besah mir ihre Hände und führte das Gespräch vorsichtig in Richtung der oben genannten Grundproblematik. Hatte sie das Gefühl, dass sie zu viel für jemand anderen tun musste? Nachdem klar geworden war, dass es nichts mit ihrer offenbar wirklich glücklichen Partnerschaft zu tun hatte, erzählte sie auf weiteres Nachfragen von ihrem Chef, der zuvor ihr Arbeitskollege gewesen war. Jede Woche halste er ihr Arbeiten auf, die er versäumt hatte zu erledigen. Sie konnte sich dessen jedoch nicht erwehren, weil sie Angst hatte, ihren Job zu verlieren. So machte sie brav seine Arbeit zusätzlich zu der ihren, wälzte Akten, las Briefe, ordnete Dokumente und entwickelte schließlich eine Allergie auf Papier.

Eigentlich, das wurde nun schnell klar, richtete sich ihre Allergie wohl eher gegen ihren Chef, aber weil sich dort nichts änderte, verlagerte die Seele ihre Abwehrstrategie auf das Arbeitsmaterial. Im Grunde genommen sehr geschickt, wie man zugeben muss.

Nachdem wir dieser Ursache auf den Grund gekommen waren und die Blockade schamanisch gelöst hatten, sprach sie mit ihrem Chef, der sich für seine Gedankenlosigkeit entschuldigte und sich fortan selbst besser strukturierte. Ihre Allergie verschwand und tauchte auch nicht mehr auf.

Auch feuchte Hände sind für viele Menschen ein Problem. Hierin zeigt sich in eigentlich nicht sonderlich bedrohlichen Alltagssituationen die generelle Angst, nicht gut genug zu sein. Diese ist unterbewusst ständig präsent und zeigt sich dann in Situationen, die Stress erzeugen, zum Beispiel Bewerbungsgesprächen, Vertragsverhandlungen und Vorträgen. Das erzeugt weiteren Druck durch Scham. Meist liegt hier eine Verletzung der Seele in den ersten sechs Lebensjahren zugrunde. Die Seele fühlt sich durch Aussagen der Eltern oder anderer Bezugspersonen unter Druck gesetzt und fragt sich später dann selbst immer wieder: »Bin ich gut genug? Bin ich richtig? Kann ich in dieser Situation bestehen?« Gerade, wenn in der Kindheit zum Beispiel durch einen cholerischen Vater große Unsicherheit geherrscht hat, werden eigentlich normale Alltagssituationen zu großen Herausforderungen. Der eigene Drang nach Perfektion spielt bei feuchten Händen ebenso eine Rolle. Die Aussage »Ich muss absolut perfekt sein, um Anerkennung zu bekommen« ist verinnerlicht worden und bestimmt nun das Verhalten in der Öffentlichkeit.

Mit Klienten, die unter feuchten Händen litten, habe ich gute Erfahrungen gemacht, wenn ich sie bat, sich für acht bis zehn Wochen jeden Tag ganz bewusst zu sagen: »Ich muss es nicht tun, ich darf es tun!« Dieses Dürfen nimmt den Druck aus den vermeintlich bedrohlichen Situationen. Entspannung kehrt ein, und die Hände schwitzen nicht mehr so schnell durch Aufregung.

Juckreiz und Nesselsucht

Viele Hauterkrankungen gehen mit Juckreiz einher, der anzeigt, dass Energien im Körper regelrecht aufbrausen. Die Haut steht in Flammen, man explodiert von innen, weil das Gefühl vorherrschend ist, nicht gut genug zu sein.

Der Mangel an Selbstbewusstsein ist im wahrsten Sinne des Wortes zum Aus-der-Haut-Fahren. Man ist auf der Suche und kann keine Perspektive erkennen, da im Inneren viele Widersprüche herrschen. Diese stammen aus früheren Verletzungen bzw. aus Erfahrungen in früheren Inkarnationen.

Oft lassen sich Menschen, die in der einen oder anderen Form unter Juckreiz leiden, durch Meinungen aus ihrem Umfeld stark beeinflussen und einschränken, weil sie aufgrund solcher Rückmeldungen nicht das tun, was sie gern tun würden. Zudem suchen sie als Erklärung für ihre Situation immer einen Grund im Außen und schauen dabei zu wenig nach den Ursachen, die in ihnen selbst liegen.

In diesen Fällen sollte genau auf den Bereich des Körpers geachtet werden, an dem der Juckreiz hauptsächlich auftritt – hier versucht die Seele, Signale zu senden. Zu verstehen, wo man anfällig ist, wo man in seinem Wirken blockiert ist, kann auch aufzeigen, was verändert werden sollte. Man kann dadurch erkennen, was man sich selbst versagt, sich aber zugestehen sollte.

Eine weitere Form der Hautveränderung ist die Nesselsucht, auch Urtikaria genannt. Die Ursache ist eine allergische Reaktion der Haut, zum Beispiel Bläschenausschlag oder Juckreiz, auf starken psychischen Stress. Auch Versagensängste oder andere Angstzustände können als Auslöser infrage kommen. Möglicherweise traut man sich nicht, zu sagen, was man

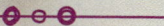

wirklich denkt, und versteckt das eigene Können. Unterdrückte Angst und Aggression führen dazu, dass man sich machtlos fühlt und meint, man könne in seinem Leben nichts verändern.

Verschiedene Lebensmittel und Medikamente kann man als Verursacher der Allergie allerdings nicht ganz ausschließen. Jedoch besteht hier meist eine Verknüpfung eines psychischen Ungleichgewichts mit einem bestimmten Inhaltsstoff – ein Thema, das ein eigenes Buch füllen würde.

Allgemein kann man bei Hautproblemen sagen, dass sich die Seele hier mit ihren Problemen sichtbar macht, da wir ihre Botschaften, die sie uns vorher bereits geschickt hatte (wie ein ungutes Bauchgefühl bei gewissen Dingen, einen warnenden sechsten Sinn oder auch ein klares inneres Wissen), ignoriert hatten.

Wenn wir lange genug unsere Seele und unsere innersten Gefühle missachtet haben, brechen die Probleme aus uns hervor: Unsere Haut reagiert. Gerade bei offenen Stellen der Haut kann man sagen, dass der Mensch geradezu von innen heraus explodiert.

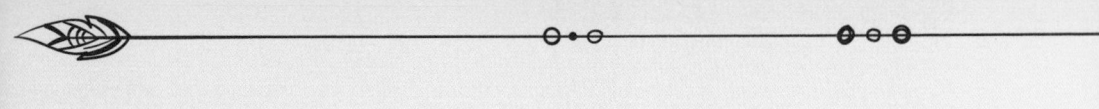

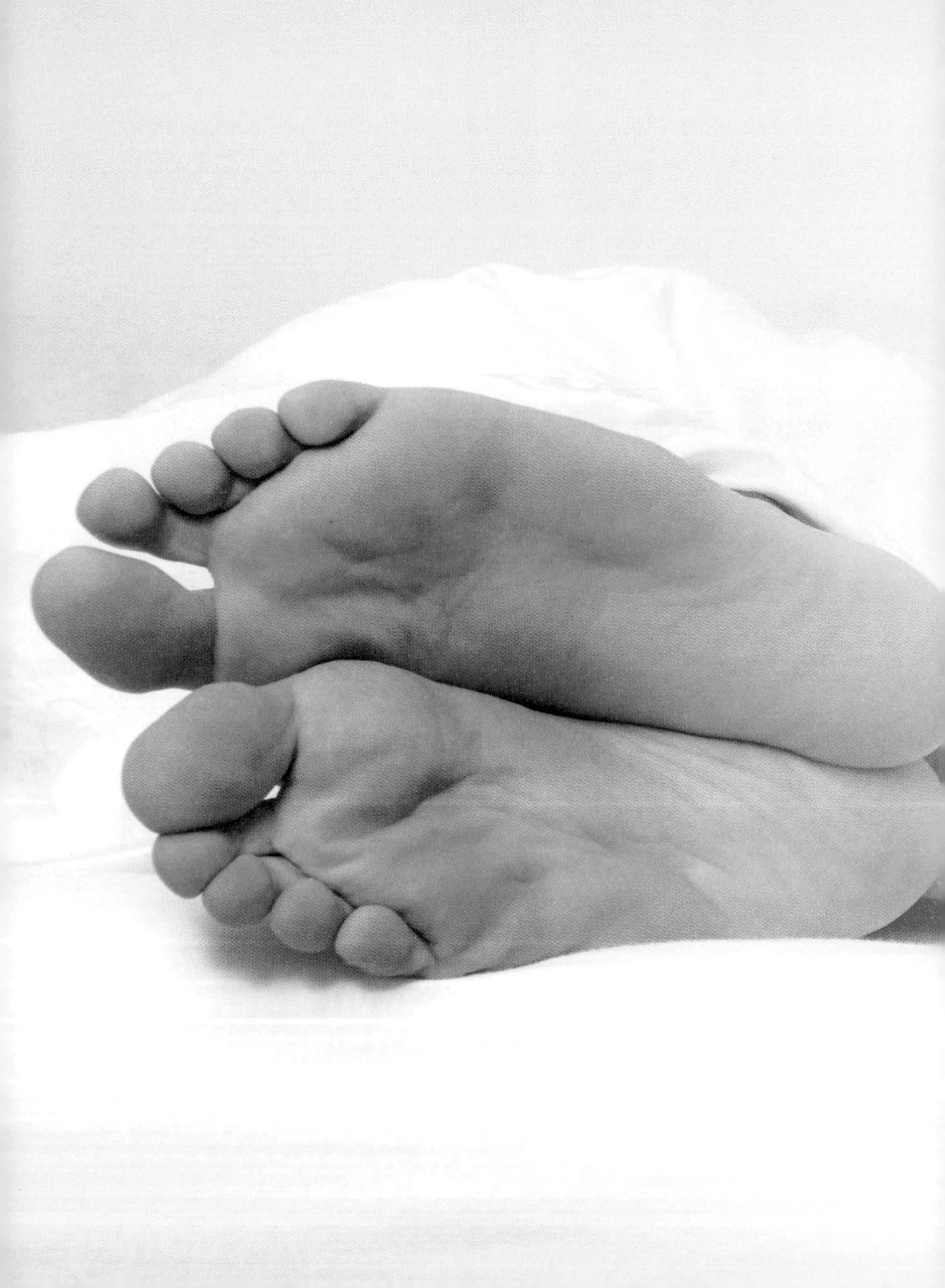

BEIN- UND FUSS-STELLUNG

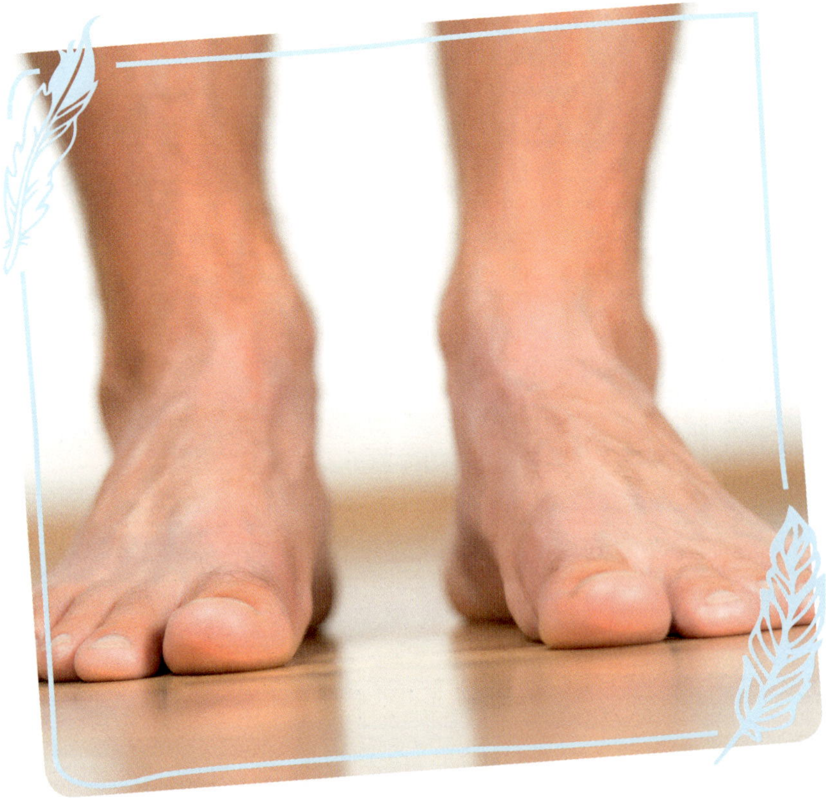

Eine weitere Methode, inneren Blockaden auf die Spur zu kommen, besteht darin, sich die Bein- und Fußstellung anzuschauen. Auch hier zeigt sich die Seele unverstellt, weil es uns nicht gelingt, unseren Gang willentlich zu beeinflussen bzw. ihn zu verfälschen. Vielleicht können wir bewusst anders gehen, wenn wir uns darauf konzentrieren, aber im normalen Gang unseres Alltags, wenn wir nicht darauf achten, ist das Bild, das unsere Bein- und Fußstellung liefert, ganz authentisch.

Normalerweise gehen und stehen wir mit leicht nach außen geöffneten Fußspitzen. Dies ist der normale, entspannte Gang, der uns durch die Welt trägt. Beide Füße sind in gleicher Weise geöffnet, wir sind ausgeglichen und schreiten sicher voran.

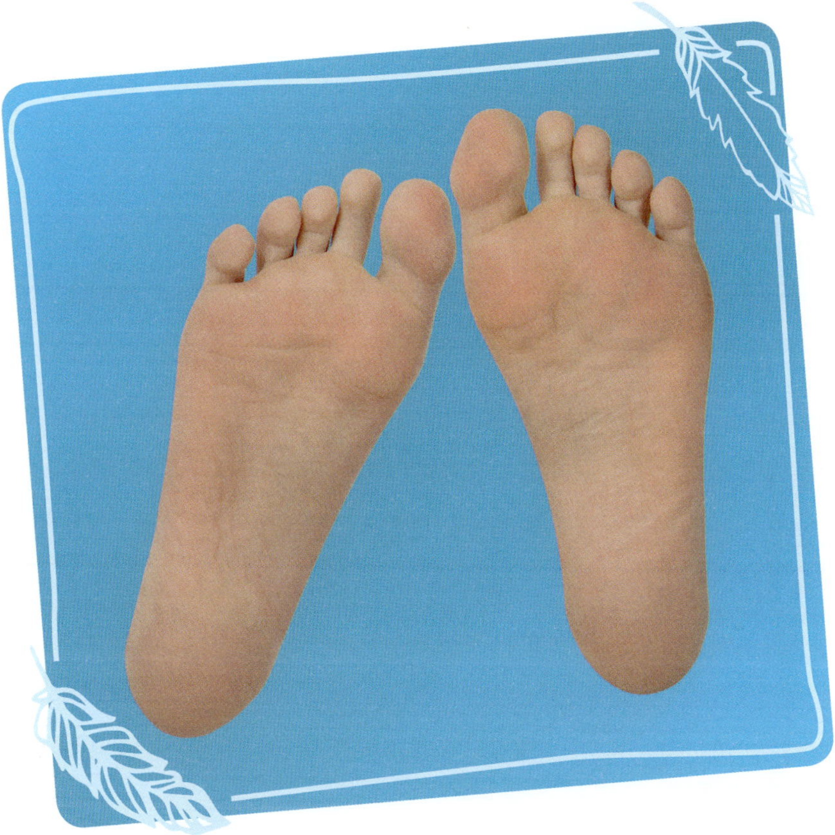

Zeigt der linke Fuß gerade nach vorn, der rechte aber nach innen, dann haben wir es mit einem männlichen Thema zu tun. Wir leben unsere Männlichkeit nicht wirklich – und das betrifft sowohl Männer als auch Frauen. Unsere Durchsetzungskraft ist nur eingeschränkt für uns wirksam, wir trauen uns nicht, auch mal auf den Tisch zu hauen und unsere Meinung zu sagen. Wir stehen und gehen nicht fest und sicher in der Welt, unsere Taten bringen oft keine Früchte hervor, die uns und andere nähren können.

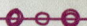
Zeigt der rechte Fuß gerade nach vorn, der linke aber nach innen, dann haben wir es mit einem weiblichen Thema zu tun, bei dem wir – egal, ob als Mann oder Frau – unsere weiblichen Anteile verleugnen und nicht ausleben. Wir stehen nicht zu unseren Emotionen, zu unserer weichen und empfindsamen Seite. Wir setzen uns nicht mit dem auseinander, was wir fühlen, und übergehen unsere Seele mithilfe von sturer Logik und Effizienz. Wir sind oft nicht mit der Welt in Berührung, lassen nichts an uns heran, weil wir meinen, dafür keine Zeit zu haben. Es gibt stets angeblich Wichtigeres zu tun, als uns um unsere eigenen Bedürfnisse zu kümmern, und wir vernachlässigen die spirituellen Aspekte des Lebens.

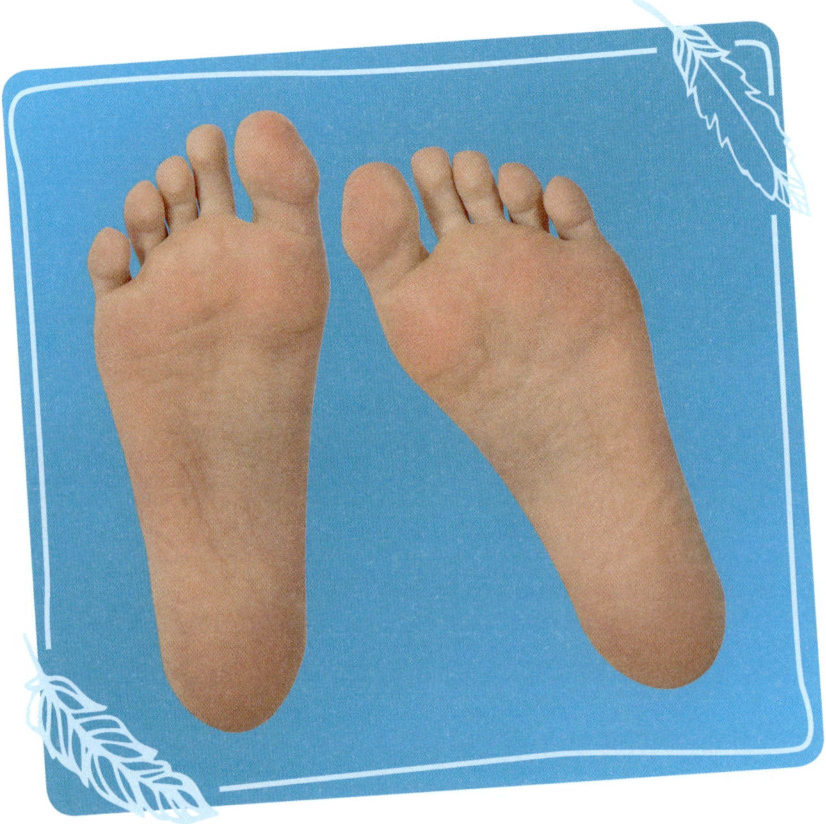

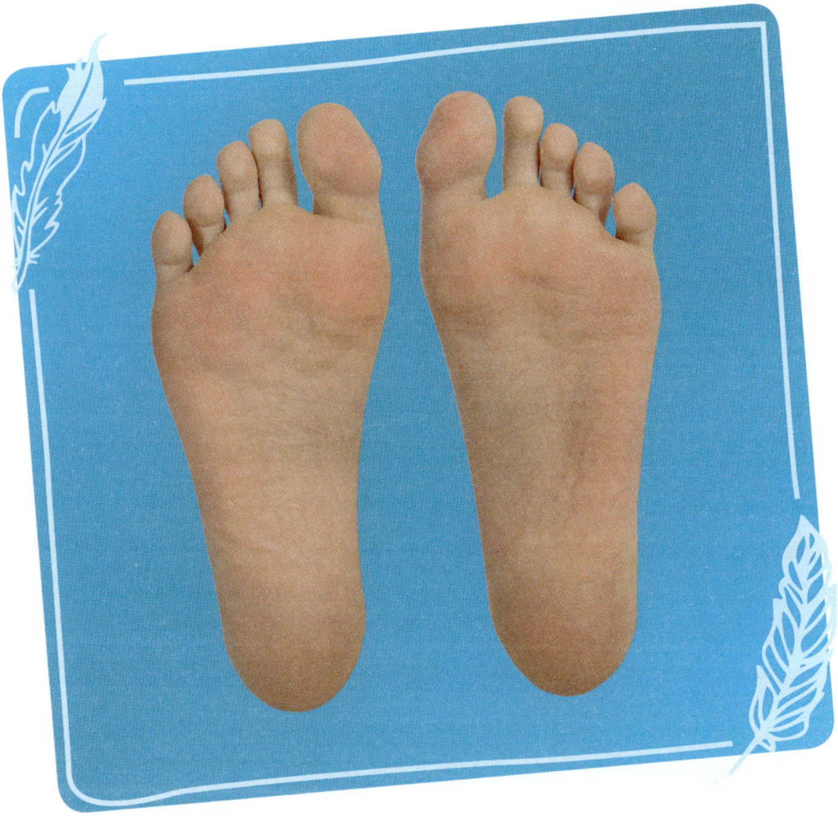

Zeigen beide Fußspitzen exakt gerade nach vorn, so wollen wir innerlich den geringstmöglichen Widerstand bieten. Wir schwimmen mit, treffen keine eigenen Entscheidungen, sind im wahrsten Sinne des Wortes
Mitläufer: stur geradeaus, nicht nach links oder rechts nach eventuellen
Alternativen Ausschau halten. Immer weiter, die anderen werden schon
wissen, wo es langgeht. Wir nehmen uns selbst nicht ernst, vertrauen
unserer eigenen inneren Weisheit nicht oder wissen nicht einmal, dass es
so etwas überhaupt gibt.

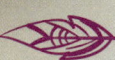 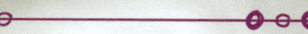
Zeigt der linke Fuß nach vorne, der rechte aber stark nach außen, dann will unsere Seele aufgrund eines männlichen Themas einen anderen Weg einschlagen als den, den wir zurzeit gehen. Möglicherweise hat die Erwartungshaltung unseres Vaters uns dazu gebracht, dass wir einen Beruf ergriffen haben, der ihm sinnvoll erschien, in dem unsere Seele sich aber alles andere als zu Hause fühlt. Vielleicht haben wir etwas aufgegeben, was uns sehr am Herzen lag, worüber sich unser Vater aber immer lustig gemacht hat. Und nun zeigt uns unsere Seele, dass es an der Zeit ist, sich erneut mit diesem Thema, aber auch mit unserem Vater auseinanderzusetzen, uns zu befreien und unser Leben zu leben.

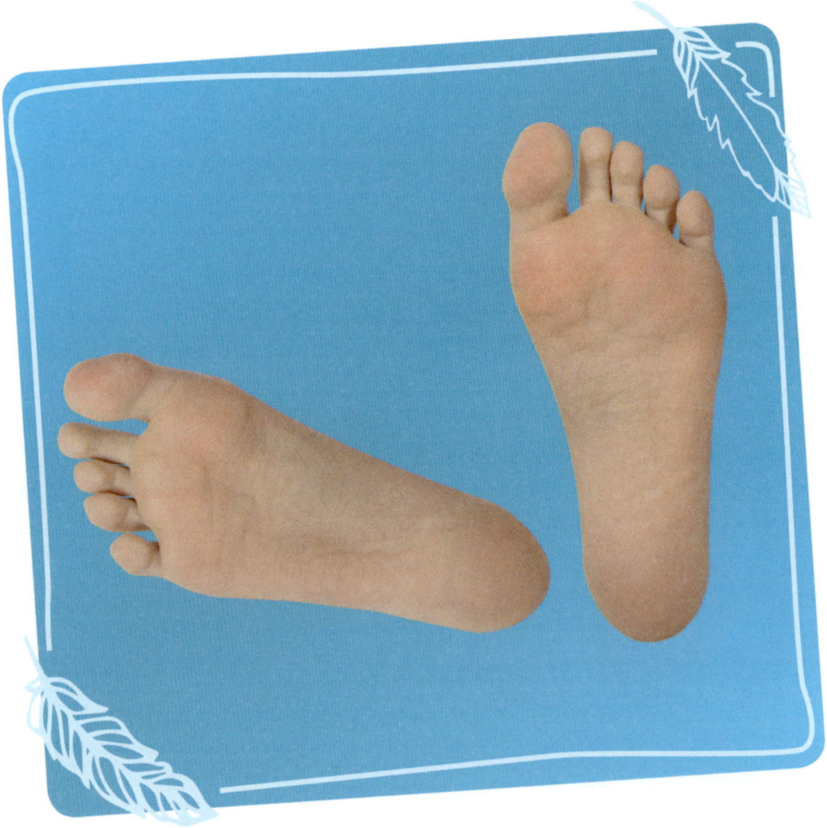

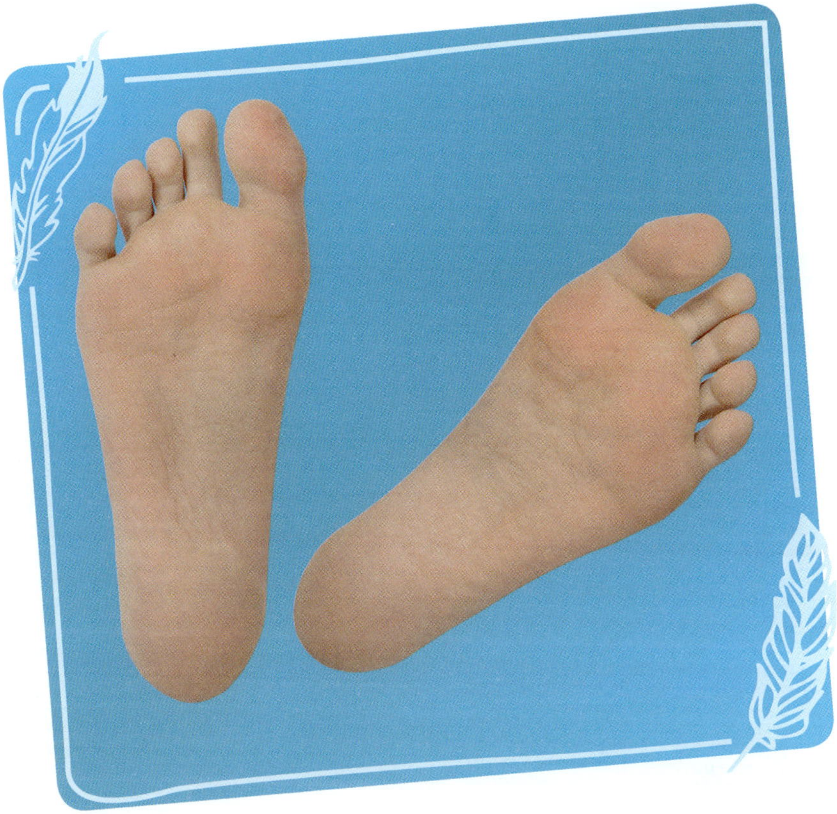

Zeigt der rechte Fuß nach vorn, der linke aber stark nach außen, dann will unsere Seele aufgrund eines weiblichen Themas einen anderen Weg einschlagen als den, den wir zurzeit gehen. Vielleicht haben wir immer auf andere Rücksicht genommen und uns zu sehr angepasst, wie unsere Mutter das immer getan und uns beigebracht hatte. Eventuell haben wir immer unsere Meinung hinuntergeschluckt, weil wir sonst unsere Mutter traurig gemacht und uns schuldig gefühlt hätten. Möglicherweise sind wir auch mit ihr pflichtschuldig jeden Sonntag in die Kirche gegangen, weil das stets ihr größter Wunsch war, der aber überhaupt nicht unserer Seele und deren spirituellen Bedürfnissen entsprach. Nun zeigt uns unsere Seele, dass sie einen anderen, einen eigenen Weg gehen möchte und wir nicht länger uns selbst verletzen dürfen, weil wir andere nicht verletzen wollen.

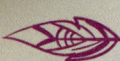
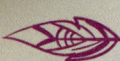

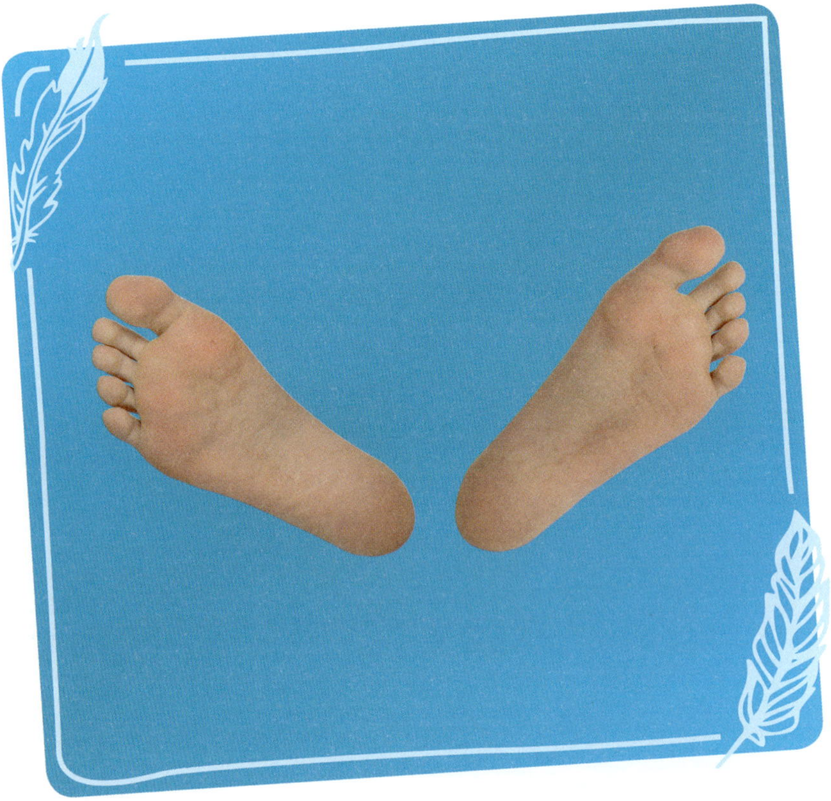

Zeigen beide Füße stark nach außen und erinnert unser Gang daher etwas an Charlie Chaplin, dann sind wir unentschlossen. Sollen wir diesen Weg wählen oder jenen? Links oder rechts? Wie soll unser Leben aussehen, und was wollen wir wirklich? Hier sollten wir uns eine Auszeit gönnen, in der wir uns nach innen wenden, um genau das herauszufinden. Was wir brauchen, ist Ruhe und Abstand. Wir müssen uns fernhalten von den Meinungen anderer, um in uns hineinzuspüren und unseren eigenen Weg zu identifizieren. Nur dieser Weg wird uns auf lange Sicht glücklich machen.

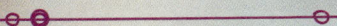

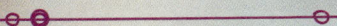

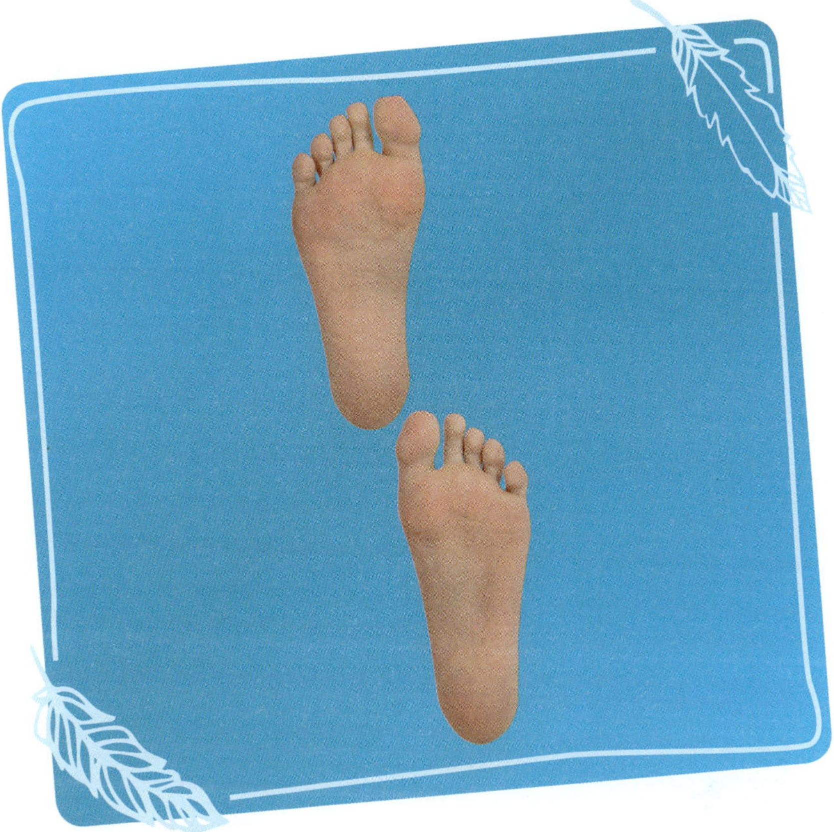

Setzen wir beim Gehen einen Fuß direkt vor den anderen, dann sind wir ebenfalls unentschieden. Wir tasten uns vorsichtig zwischen den Möglichkeiten entlang, balancieren herum, um nicht auf die eine oder andere Seite zu treten und uns entscheiden zu müssen. Wir gehen vorsichtig, wollen niemandem auf die Füße treten, was eine Entscheidung oftmals zwangsläufig mit sich bringt. Im Grunde stehen wir nicht zu uns selbst, sondern versuchen, uns davonzuschleichen.

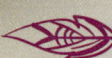
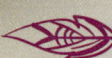

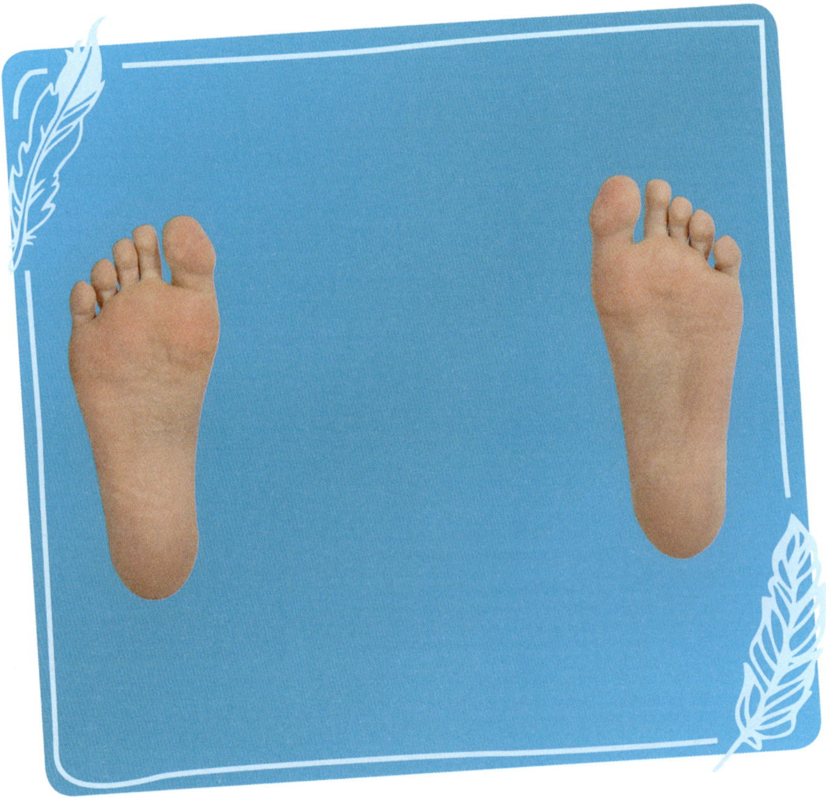

Gehen wir sehr breitbeinig und setzen die Füße weit voneinander entfernt auf, dann sind wir noch lange kein Cowboy, sondern plustern uns nur unnötig auf. Hier liegt ein Wertigkeitsthema zugrunde, das wir mit unserem Auftreten überspielen wollen. Die eigene Unsicherheit über unseren inneren Wert führt dazu, dass wir übertrieben selbstsicher auftreten. Ein wirklich selbstsicherer Mensch hat so etwas nicht nötig, da er in sich selbst ruht und um seinen Wert weiß.

Hier sollten wir einen ernsthaften spirituellen Weg in Betracht ziehen, der uns unseren Wert als menschliches Wesen aufzeigt und uns auf Dauer davon befreit, uns aufspielen zu müssen.

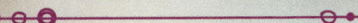

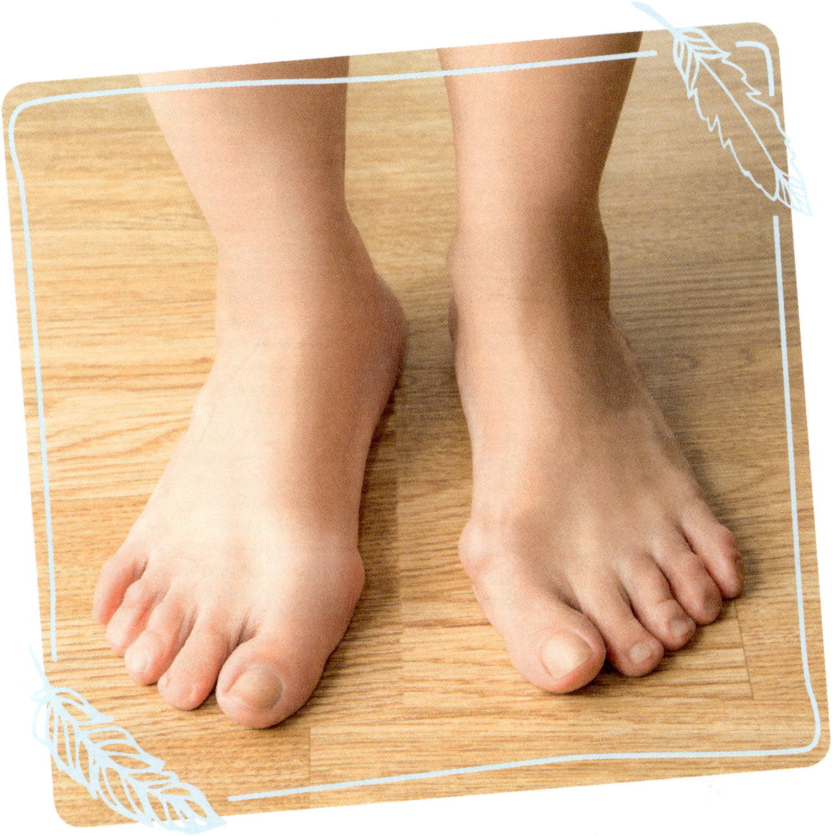

Ein Hallux valgus, also ein ausgeprägter Zehenballen, der auch oft sehr schmerzhaft ist, deutet darauf hin, dass wir unseren Weg nicht geradlinig gehen, ebenso wie ein gekrümmter Zeigefinger diesen Hinweis liefert. Deine Seele möchte dich durch den Hallux darauf hinweisen, dass du endlich deinen Weg gehen sollst. Bislang lässt du eher dein Umfeld entscheiden, wohin du dich wendest, doch nun ist es Zeit, dich auf dich selbst zu besinnen und eigene Entscheidungen zu treffen.

Wieder gilt, zeigt sich die Fehlbildung am rechten Fuß, ist die Ursache männlicher, zeigt sie sich am linken Fuß, weiblicher Natur. Aus irgendwelchen Gründen verfolgen wir nicht unseren Seelenplan, sondern weichen davon ab, was uns auf Dauer nur unglücklich machen kann. Die

zugrunde liegende Verletzung geschah in den ersten sieben Lebensjahren, in denen uns gesagt wurde, wohin wir zu gehen und was wir zu denken haben. Unser Bauchgefühl ist zu schwach ausgeprägt, als dass wir ihm ganz einfach vertrauen könnten. Wir wollen etwas, doch weichen wir durch die Vorschläge anderer Personen von unserem ursprünglichen Plan ab und machen Dinge, zu denen wir eigentlich gar keine Lust haben. Durch unser Verhalten, uns von anderen führen zu lassen, bestrafen wir uns selbst und sind nicht in der Lage, auf unsere Gefühle und Bedürfnisse zu achten.

Viele Entscheidungen treffen wir mit dem Gefühl, dass wir es nicht wert sind.

Aus diesem Grund achten wir sehr auf unsere Außenwelt, bevor wir eine Entscheidung treffen. Wir versuchen, im Außen etwas zu sein, was wir im Inneren nicht wirklich sind.

Der *Hallux valgus* sagt dir, dass du dich nun von deiner Opferrolle verabschieden und selbstbewusst und klar in deinen Entscheidungen werden darfst. Höre auf dein Bauchgefühl – triff Entscheidungen aus deinem Herzen und nicht mit dem Verstand!

Wenn wir im Stehen immer von einem Fuß auf den anderen wechseln, immer hin- und hertrippeln, dann zeigt das eine seelische Last, von der wir nicht wissen, wie wir sie tragen sollen. Wir weichen aus, jonglieren mit der Last wie mit einem glühenden Kohlestück und wissen nicht wirklich, wohin mit uns. Hier müssen wir die Last identifizieren und uns mit ihr konfrontieren, sie wirklich orten und dann an der Auflösung dieser Blockade arbeiten. Oftmals besteht ein körperlicher Zusammenhang zwischen diesem Hin- und Herwechseln des Standbeins und einer Verschiebung im Beckenbereich oder einem Beinlängenunterschied.

Die weitverbreitetsten Fehlstellungen der Beine sind X- und O-Beine. Auch diese Fehlstellungen haben natürlich im seelenschamanischen Zusammenhang ihre tiefere Bedeutung. Probleme mit der Beinstellung sind Probleme mit den Knochen – und diese stellen das Grundgerüst unseres Körpers dar, unser Fundament.

An X-Beinen leiden meist Personen, die in ihrem Leben nicht sonderlich stabil sind. Sie schwanken, haben kein ausgeprägtes Selbstwertgefühl und »pendeln« alles aus, d. h., sie versuchen, stets einen scheinbar leichten Mittelweg zu gehen. Oft bezieht sich diese Unentschlossenheit der Seele auch auf das eigene Geschlecht: Wenn man den Buchstaben X seitlich kippt, sodass er nur »auf einem Bein« steht, können wir einen senkrechten und einen fast waagerechten Strich erkennen. Der senkrechte Strich steht für das männliche Prinzip, der waagerechte Strich für das weibliche Prinzip. Einige Menschen mit X-Beinen fragen sich unterbewusst, ob sie ihre männliche oder ihre weibliche Seite leben sollen und wollen.

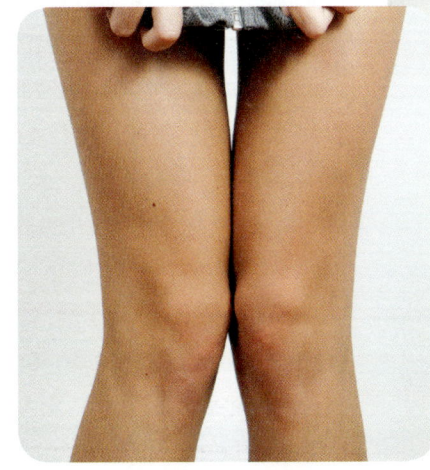

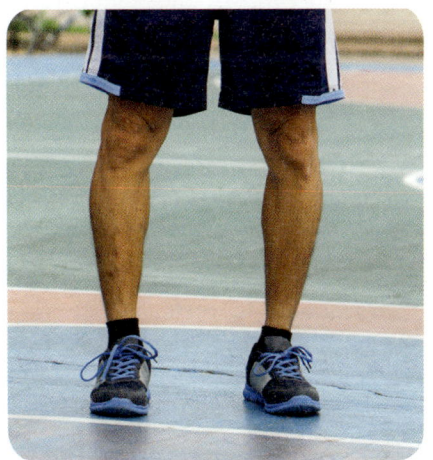

O-Beine finden wir dagegen bei Personen, bei denen schon in frühester Kindheit der Druck von außen zu groß geworden ist. Manchmal rührt dieser Druck schon von der Zeit im Mutterleib her, wenn der Druck, der auf der Mutter lastete, übernommen wurde. Vielleicht hatte die Mutter das Gefühl, überfordert zu sein oder keine gute Mutter werden zu können. Dieses Grundgefühl kann sich tief in das ungeborene Kind einprägen und später dann zu Problemen führen.

Eine weitere Form der Beinfehlstellung sind unterschiedlich lange Beine, die oft in Schockerlebnissen begründet liegen, die in den Faszien (den weichen Anteilen des Bindegewebes) festsitzen. Werden diese traumatischen Erlebnisse aufgearbeitet bzw. werden die Blockaden, die durch sie errichtet wurden, aufgelöst, verringert sich oft auch der Unterschied in den Beinlängen. Da innerlich alles ausgeglichener wird, äußert sich das auch in unseren Knochen.

Keine Fehlstellung, dafür auch viel häufiger, sind Wadenkrämpfe, die viele Menschen vor allem nachts peinigen. Grundursache für Wadenkrämpfe ist eine überaus starke geistige und nervliche Anspannung, die auf Dauer zu inneren Blockaden führt. Du grübelst über Themen nach, die dich extrem belasten und dir Angst einflößen. Du haderst mit einer Entscheidung, kannst dich aber nicht für einen Weg entscheiden. Du suchst Hilfe

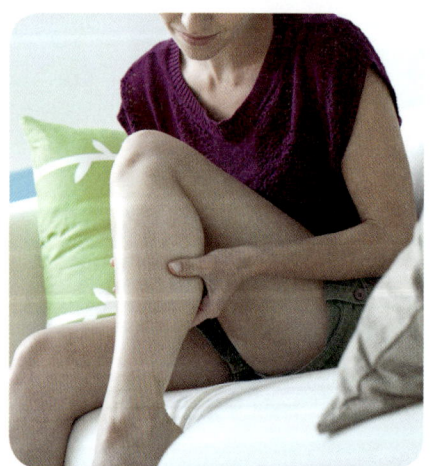

für deinen Weg, findest aber niemanden, der dich unterstützt, was dich geistig und nervlich unter starken Druck setzt.

Du verkrampfst dich regelrecht und suchst vergeblich nach einer Lösung, wobei du dich selbst verletzt, indem du den Energiefluss zu deinen Muskeln unterbrichst. Durch eine derart starke geistige Angespanntheit entfernt sich deine geistige Präsenz immer weiter von deinem physischen Körper.

Die Verbindung zwischen Körper und Geist wird auf seelischer Ebene unterbrochen, was zur Folge hat, dass deine Beine sich verkrampfen und du nicht mehr gehen kannst – oder, um es anders auszudrücken: nicht mehr deinen eigenen Weg einschlagen kannst.

Durch die Krämpfe versucht dein Körper, dich wieder zu dir selbst finden zu lassen und mit deinen Gedanken in deinem Körper zu »landen«.

Wie diese Vielzahl von Blockaden, die ich in den vorangegangenen Kapiteln beschrieben habe, aufgelöst werden können, werde ich im Folgenden darlegen. Ich hoffe, dass du Lust hast, einige der vorgestellten Techniken auszuprobieren, um dich von ihrer Wirksamkeit zu überzeugen.

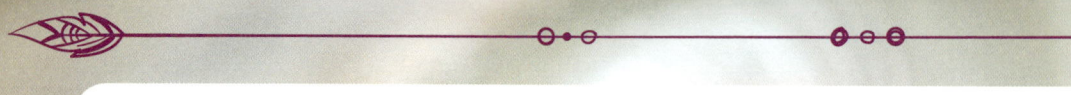

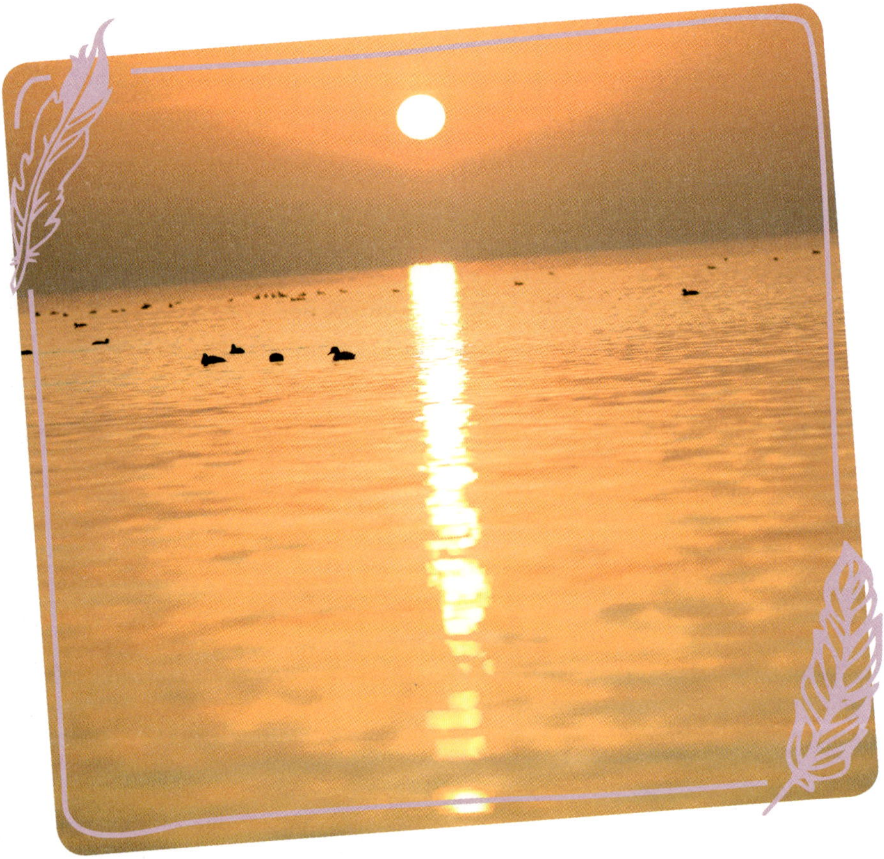

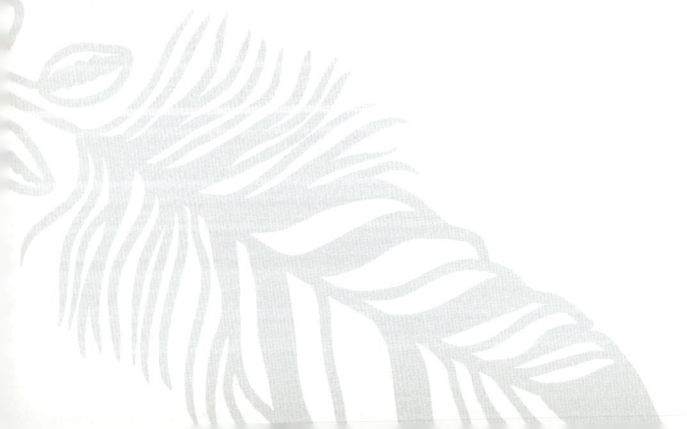

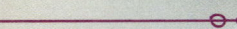

DAS AUFLÖSEN VON BLOCKADEN

Nun haben wir uns viele äußere Merkmale angesehen, aus denen wir ablesen können, wo genau eine Blockade ihren Ursprung hat. Wenn wir an uns selbst arbeiten, kann uns das wichtige Hinweise geben, wohin wir unseren Blick richten und mit welchen Themen wir uns auseinandersetzen sollten.

Wenn wir therapeutisch tätig sind, können wir diesen körperlichen Merkmalen entnehmen, woran wir mit unseren Klienten arbeiten sollten, auf was wir ihn behutsam ansprechen und auf was wir ihn unsererseits hinweisen können.

Der erste Schritt beim Auflösen von Blockaden ist die Bewusstwerdung. Dabei kann die Analyse der Finger, der Haut und der Bein- und Fußstellung eine wirkliche Hilfe sein. Wenn wir erkennen, wo unsere Blockade sitzt und wo sie herrührt, legen wir die verborgenen Zusammenhänge bloß und beginnen, die seit Jahren oder Generationen geknüpften Knoten zu lösen.

Wir richten unsere Achtsamkeit auf die Verletzung und beginnen dadurch, sie zu heilen. Unsere Seele wird gehört, sie wird angeschaut und wertgeschätzt. Sie fühlt sich verstanden, was schon einen riesigen Unterschied ausmacht. Bislang wurden unsere Seele und ihre Verletzungen nicht beachtet. Wir lebten einfach weiter vor uns hin, nahmen unsere körperlichen Symptome als gegeben hin und verschwendeten vielleicht keinen Gedanken daran, nach den seelischen Ursachen zu fragen. Warum auch? So wird es uns schließlich überall vorgelebt.

Nun achten wir auf uns. Wir nehmen unsere eigene Seele in den Arm und wiegen sie sanft im heilsamen Licht unserer Aufmerksamkeit. Das Ignorieren hat sein Ende gefunden. Wir freunden uns mit unserer eigenen Seele wieder an und werden aufmerksamer, was ihre leisen Signale angeht. So hat es die Seele nicht mehr nötig, ihre Nachrichten hinauszuschreien oder sie uns in Form von körperlichen Kanonenschlägen zu vermitteln.

Ich kann hierzu eine kleine Übung vorschlagen, die uns hilft, immer stärker auf unsere Seele zu hören. Sie lässt uns die Botschaften der Seele erkennen, wenn wir unter Zuhilfenahme der Analyse körperlicher Merkmale oder Symptome schon auf deren Spur sind oder uns unserem Seelenleben gerade annähern und verstärkt auf uns achten wollen.

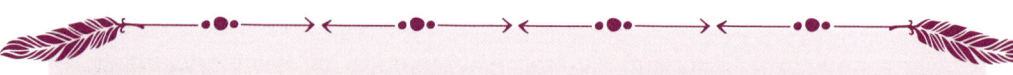

ÜBUNG 1: Auf die Sprache der Seele hören

Nimm dir ein paar Minuten Zeit, setze oder lege dich bequem auf den Boden oder auf ein Meditationskissen (wenn das Wetter es zulässt, machst du diese Übung am besten in der freien Natur), spüre die Erde unter dir, und schließe deine Augen. Werde dir deines Atems bewusst. Achte darauf, wie der Atem kommt und geht, wie es dich atmet, ein und aus, ein und aus. Suche dir einen Punkt, an dem du den Atem besonders gut spüren kannst. Das kann deine Nase sein, deine Kehle oder auch deine Brust oder dein Bauch. Konzentriere dich auf einen Bereich, und spüre dem Atem nach, wie er dich an der Stelle, auf die du dich konzentrierst, berührt. Achte zum Beispiel auf den kühlen Hauch, der in deiner Nase spürbar ist, oder auf das Heben und Senken deiner Brust oder deiner Bauchdecke.

Versuche nicht, den Atem zu beeinflussen, sondern beobachte ihn nur achtsam. Werde auf diese Weise ganz still, und verbleibe etwa fünf Minuten in dieser Stille.

Dann wende dich deinem Inneren zu. Suche dir einen körperlichen Punkt, an dem du deine Seele lokalisierst. Dieser Ort muss philosophisch nicht »korrekt« sein – niemand weiß, wo unsere Seele sitzt. Wahrscheinlich ist sie überall in unserem Körper gegenwärtig und sogar noch darüber hinaus.

Konzentriere dich nun also beispielsweise auf dein Herz oder auf dein Hara. Heiße deine Seele willkommen, begrüße sie, und richte vielleicht ein paar Worte der Achtung an sie. Spüre das Leben in dir, spüre die Kraft deiner Seele, die dich erfüllt. Vielleicht fühlst du eine Wärme an der Stelle, die du dir ausgesucht hast, aufsteigen.

Bleibe in Berührung mit diesem Gefühl, und versuche, deine Seele so intensiv zu erspüren, wie du nur kannst, ohne dich dabei zu verkrampfen. Es geht hier nicht um intellektuelle Konzentration, sondern um ein achtsames Fühlen.

Dann sprich folgende Sätze zu deiner Seele:

»Meine Seele, du bist mein Leben. Ich werde dich achten und dir zuhören, damit ich meinen Weg gehen und meinen Seelenplan erfüllen kann.«

Wiederhole diese Sätze immer wieder, solange du dich damit wohlfühlst. Du gibst deiner Seele und somit dir selbst eine überaus wichtige Botschaft. Du verpflichtest dich auf liebevolle Weise, auf dich selbst zu achten und deine Emotionen zu respektieren.

Glaube mir, diese Übung ist äußerst hilfreich, denn sie bringt dich wieder in eine tiefe Verbindung mit deiner Seele und deinem Seelenplan. Du wirst nach einiger Zeit merken, dass vieles in deinem Leben einfacher und reibungsloser läuft.

Deine Seele kann nicht sprechen, deshalb ist sie auf andere Kommunikationsformen angewiesen. Meditation ist eine sehr gute Möglichkeit, in Verbindung mit ihr zu kommen. In Kombination mit unseren eigenen Worten kann die Seele in einem meditativen Zustand zu uns sprechen, ohne den Umweg über unseren Körper nehmen zu müssen. Wenn wir die Blockaden und ihre Ursachen erkannt haben, können wir *für unsere Seele sprechen.* Das wird dir vielleicht ein bisschen gewöhnungsbedürftig vorkommen, aber es kann ungemein hilfreich sein und dein Befinden wirklich entscheidend verbessern.

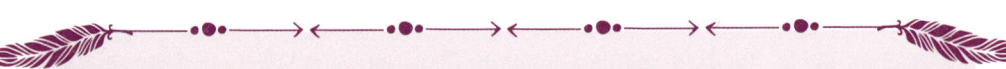

ÜBUNG 2: Für unsere Seele sprechen

Mache jeden Abend einen Spaziergang in der Natur. Wälder und Felder sind ideal, ein Park tut es aber auch. Gehe erst einmal ein paar Minuten spazieren, und achte auf deinen Atem, wie du das in der ersten Übung gelernt hast. Du kannst auch im Gehen auf deinen Atem achten, das ist kein Problem. Wenn du magst und dich nach einem anstrengenden Tag beruhigen musst, kannst du auch auf deine Schritte achten, ganz aufmerksam nachspüren, wie deine Fußsohlen die Erde berühren, sich von ihr lösen und wieder zu ihr zurückkehren.

Wenn du dich ruhig fühlst, nimm Kontakt zu deiner Seele auf. Du weißt nun, nach der Analyse deiner Finger, deiner Haut oder deiner Bein- und Fußstellung, woher deine Blockaden kommen.

Während du nun weiter spazieren gehst, erzähle den Bäumen, dem Himmel oder dem Wind von diesen Blockaden. Erzähle, was deine Seele bedrückt – und erzähle es laut, denn das gesprochene Wort hat eine besondere Schwingung.

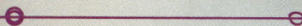

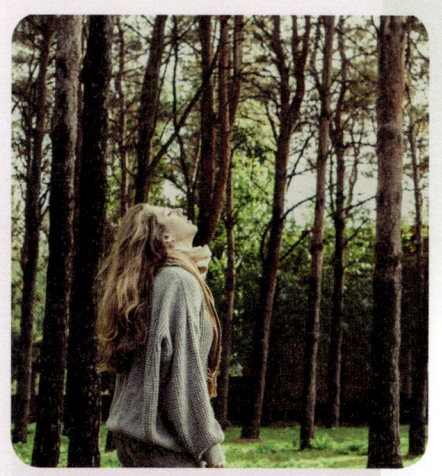

Gehe einfach spazieren, und erzähle der Natur davon, was dich belastet und was dich zurückhält, deinen ursprünglichen Seelenplan zu leben. Mache das jeden Abend für etwa eine Viertelstunde. Rede es dir von der Seele, leihe deiner Seele deine Stimme. Du wirst bald spüren, wie du dich durch diese Übung immer leichter fühlst, wie die Last von dir genommen wird und wie sich immer mehr Knoten lösen.

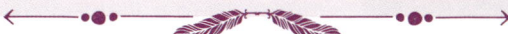

Als Ergänzung zu dieser Übung möchte ich dir noch kurz ein paar weitere kleine Übungen vorstellen, die du ganz nach deinen Bedürfnissen in deinen Alltag einbauen kannst. Ich habe sie schon in leicht abgewandelter Form in meinem kleinen Büchlein über die Chakren erwähnt, aber da du das vielleicht nicht gelesen hast, möchte ich sie hier noch einmal anführen, weil sie auch in diesem Zusammenhang von großem Wert sind. In echter Verbindung mit den Elementen der Natur kann deine Seele heilen und ebenso die Selbstheilungskräfte deines Körpers anregen.

ÜBUNG 3: Der Erde den Kummer überreichen

Lasse dich im Sommerurlaub am Strand in den Sand einbuddeln, oder lege dich in deinem Garten unter den frischen Grasschnitt oder bei einem Bauern ins Heu. Bedecke deinen ganzen Körper mit Sand, Gras oder Heu, und lasse nur dein Gesicht frei. Spüre die Schwere der Erde unter dir, spüre das jeweilige Naturmaterial auf dir. Atme den Duft der Erde, des Sandes, des Grases, des Heus. Spüre, wie es dich umhüllt, dich wärmt,

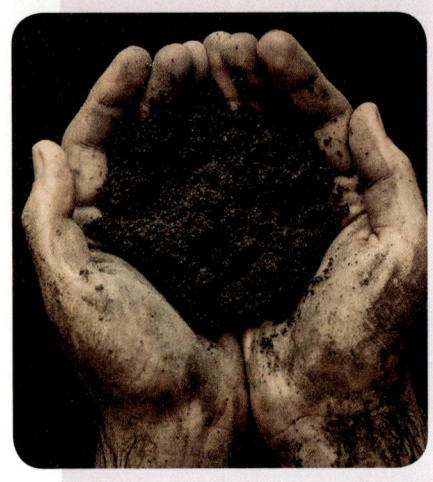

behütet und schützt. Mache dir bewusst, dass dein Körper aus dem Erdelement gebildet ist, dass du nun ganz von etwas umgeben bist, was zutiefst verwandt mit dir ist. Bleibe so für eine halbe Stunde liegen, und genieße das Gefühl der Erdigkeit. Wenn du spürst, dass deine Seele etwas sagen möchte, dann leihe ihr deine Stimme. Erzähle der Erde von deiner Last – sie wird sicher einen Teil davon von dir nehmen.

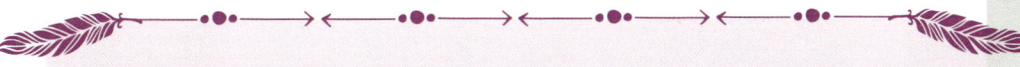

ÜBUNG 4: Die Last vom Wasser fortspülen lassen

Begib dich an einen Fluss oder einen Bach. Stelle oder setze dich ans Ufer, und schaue flussabwärts. Stelle dir vor, wie das Wasser durch dich hindurchfließt, wie es sich mit deiner Seele verbindet und Emotionen mit sich trägt. Vielleicht sitzt ein negatives Gefühl in dir fest, ein Grummeln im Bauch, das dich unfrei oder handlungsunfähig zu machen scheint. Lasse dieses Bauchgefühl mit dem Fluss oder Bach davonschwimmen. Vertraue darauf, dass das Gewässer diese 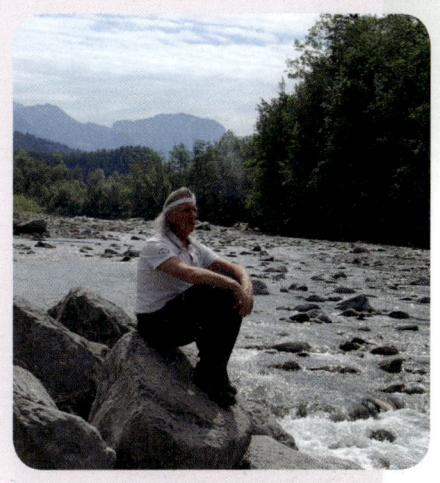 Emotionen mit sich nimmt. Lasse dich energetisch vom Wasser reinigen. Vielleicht hast du ein Hautproblem, das dir deine innere Blockade anzeigt. Lasse das Wasser des Flusses dich auf spirituelle Weise reinigen. Erzähle dem Wasser von der Last, die deine Seele mit sich herumträgt. Bitte es, diese Last fortzuspülen.

Nach einer Weile, wenn du merkst, dass deine Emotionen gelöster und freier sind, drehst du dich um und schaust flussaufwärts. Nimm nun die neue und frische Kraft auf, die das fließende Gewässer dir zuträgt.

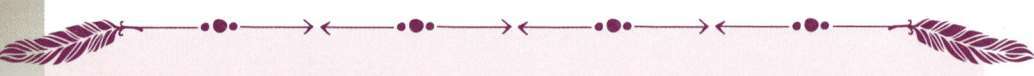

ÜBUNG 5: Die Sorgen dem Feuer übergeben

Setze dich vor einen offenen Kamin oder an ein Lagerfeuer. Lasse deinen Blick ganz weich werden, und schaue ins Feuer. Lasse deinen Geist

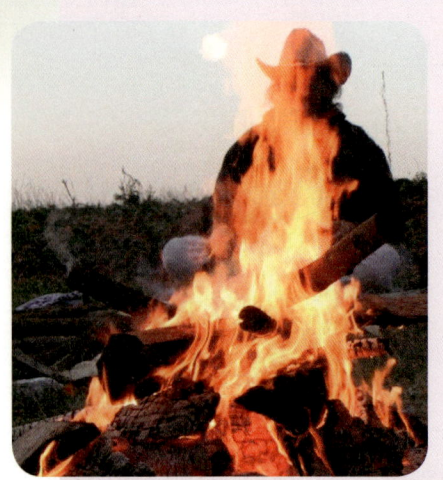

immer tiefer ins Spiel der Flammen sinken. Spüre die Wärme auf deinem Gesicht, höre das Prasseln und Knistern, das Knacken der Scheite. Atme achtsam, versenke dich ... Das Feuer wird mit dir sprechen, Figuren werden in den Flammen erscheinen, Tiere, Fabelwesen, Ahnen ... Lasse dich ganz ein, vertraue deiner Intuition, und lasse dich von dem, was das Feuer dir sagen möchte, in deinem Herzen berühren. Spüre, wie deine Seele dem Feuer antwortet. Sprich für seine Seele, erzähle dem Feuer alles, was dir spontan einfällt. Erzähle von deinem Kummer. Rede dir alles von der Seele. Der Rauch nimmt alle deine Sorgen mit, denn Rauch ist das Einzige, was sich vor deinen Augen auflöst. Lausche der Kommunikation zwischen deinem Inneren und dem Element des Feuers.

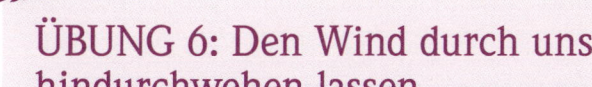

ÜBUNG 6: Den Wind durch uns hindurchwehen lassen

Gehe an einem Tag, an dem ein starker Wind weht oder gar ein Sturm aufzieht, nach draußen, am besten auf ein freies Feld oder einen Hügel. Setze dich bewusst der Kraft des Windes aus, lasse ihn an dir zerren und rütteln, lasse dich innerlich bewegen.

Stelle dich mit dem Rücken zum Wind hin, und lasse Negatives fortwehen. Erzähle dem Wind laut von deiner Seele, rufe deine Sorgen in den Wind, und lasse ihn sie mit sich tragen. Singe das Lied deiner Seele, wenn es spontan in dir auftaucht und beginnt zu klingen und zu tönen. Lasse zu, dass der Wind alles Negative aus dir hinausweht, dich durchweht, dich reinigt. Danach drehst du dich um und empfängst die neue Kraft, die aus dem grenzenlosen Raum stammt und die der Wind dir zuträgt.

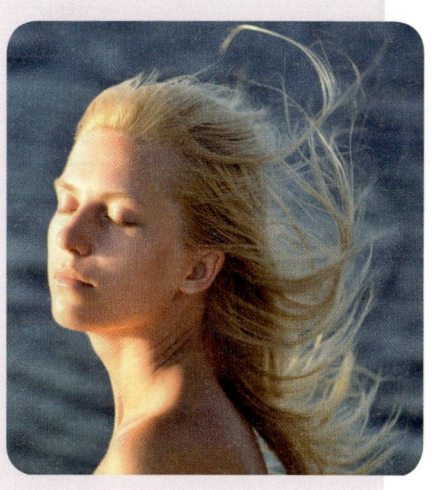

 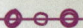
Die folgenden beiden Übungen sind besonders kraftvoll bei der Bearbeitung tief sitzender Blockaden. Die Spiegelübung erfordert ein wenig Überwindung, zeigt aber immer wieder beeindruckende Erfolge, wenn es darum geht, das Selbstwertgefühl, das durch Zurückweisung in den ersten sieben Lebensjahren beschädigt wurde, wieder aufzubauen. Dagegen ist der Nackengriff – wie so oft im Seelenschamanismus – verblüffend einfach. Hier sieht man, wie eng Körper und Seele zusammenhängen, denn durch eine Überdehnung der Faszien werden dabei seelische Blockaden, die sogar aus früheren Inkarnationen stammen können, aufgelöst.

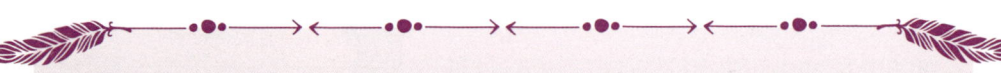

ÜBUNG 7: Die Spiegelübung

Setze dich vier Wochen lang jeden Tag zehn Minuten lang nackt vor einen Spiegel und schaue dich einfach nur an. Dabei solltest du kein Wort sprechen, sondern dich wirklich nur ohne jede Wertung anschauen. Entscheidend ist die Regelmäßigkeit: vier Wochen lang, jeden Tag zehn Minuten!

Durch diese Spiegelübung werden dein Selbstwertgefühl und die gesunde Liebe zu dir selbst in deinem Unterbewusstsein gestärkt. Nach und nach entsteht wieder Harmonie in deinen Zellen.

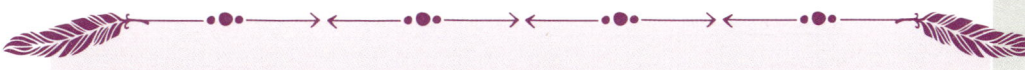

ÜBUNG 8: Der Nackengriff

Eine gute Möglichkeit, Blockaden aus früheren Leben aufzulösen, ist der sogenannte Nackengriff. Man kann ihn leider nicht alleine ausführen, sondern braucht jemanden, der diesen Griff an einem anwendet. Ich beschreibe die Technik im Folgenden für denjenigen, der sie durchführt.

Stelle dich als Therapeut seitlich neben deinen Klienten. Stimme dich energetisch auf ihn ein. Der Klient steht mit geschlossenen Augen und locker an der Seite hängenden Armen da. Deine rechte Hand führst du nun an den Nacken des Klienten und greifst mit Daumen und Zeigefinger an die Basis des Schädels. Deine Finger ruhen auf den beiden Felsenbeinen der Schädelknochen. (Diese kleinen Knochenfortsätze kannst du leicht an der Basis des Schädels ertasten.) Deine linke Hand legst du auf das siebte Chakra deines Klienten, also auf sein Schädeldach. Nun bewegst du seinen Kopf vorsichtig zuerst nach vorne und

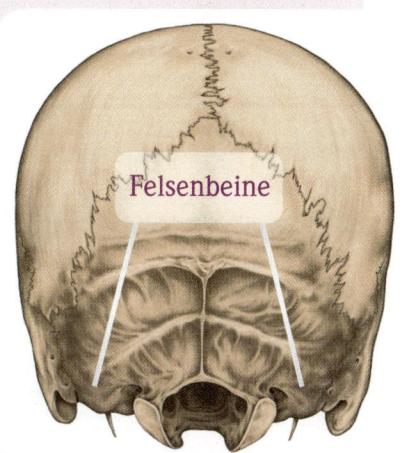

Felsenbeine

hinten, dann nach links und rechts. Danach lässt du den Kopf des Klienten sanft kreisen. Diese leichte Überdehnung lockert und löst die Blockaden, die aus unterbewussten und nicht verarbeiteten Erfahrungen aus früheren Leben stammen können und sich in den Faszien des Nackens festgesetzt haben. Dem Klienten wird es durch diese Technik wieder möglich, sich selbst zu spüren, in sich hineinzuhorchen, auf sich selbst zu vertrauen und dabei von alten »Geschichten« zu lassen.

Übung 9: Selbst-Akupressur

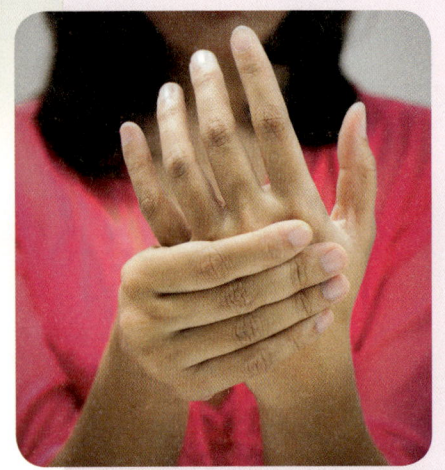

Weitere Unterstützung auf deinem Weg bieten ganz leicht auszuführende Akupressur-Übungen. Wenn du die Ursachen deiner Blockaden identifiziert hast, kannst du dir auf diese sehr einfache Weise selbst helfen, indem du die nachfolgende Übung an dem Finger durchführst, der mit deiner Blockade in Verbindung steht.

Im folgenden tabellarischen Überblick findest du die Blockaden, die körperlichen Beschwerden und den entsprechenden Finger.

Blockade	Körperliche Unpässlichkeit und psychisches Problem	Finger
Seele nicht willkommen, Herzschmerz, Missachtung der Seele, Liebesentzug der Seele	Suchtverhalten, Depression, Burn-out, Probleme mit den Geschlechtsorganen, fehlende Selbstannahme, Einsamkeit	kleiner Finger

Blockade	Körperliche Unpässlichkeit und psychisches Problem	Finger
zu viel hinunterschlucken, nicht für sich selbst einstehen können, nicht sagen, was man denkt	Magen- und Darmprobleme, Verdauungsschwierigkeiten, Unterleibskrankheiten, Gebärmutterprobleme, Prostataprobleme, Impotenz, erektile Dysfunktion, Schuld- und Schamgefühle	Ringfinger
nicht in eigener Mitte sein, Angst, Wertigkeitsthemen	übertriebene Selbstzweifel, Selbstsabotage, Ängste, Existenzängste, Allergien, Erkältungen	Mittelfinger
Wertigkeitsthemen, den eigenen Weg nicht geradlinig gehen können, Seelenplan nicht erfüllen	Unentschlossenheit, Zaghaftigkeit, mangelnde Ausdauer, Unruhe, Nervosität, Unsicherheit	Zeigefinger
Kreativität nicht umsetzen können, Probleme beim Manifestieren unserer Ideen, falsche Glaubenssätze über Geld, Angst, kein Selbstwertgefühl	finanzielle Probleme, nicht das uns Zustehende einfordern können, Existenzängste, Druck nicht standhalten können, Migräne, Kopfschmerzen, hoher Blutdruck	Daumen

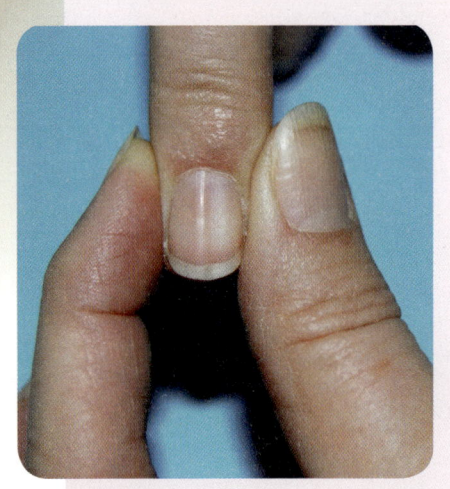

Nachdem du deine Blockade bzw. deine körperliche Unpässlichkeit oder psychische Schwierigkeit identifiziert hast, setzt du dich in Ruhe hin, atmest tief durch und umfasst dann mit Daumen und Zeigefinger der einen Hand den deinem Problem entsprechenden Finger der anderen Hand. Halte den Finger links und rechts neben dem Nagelbett, und drücke ihn ein wenig. Nicht so stark, dass es wehtut, aber doch so kräftig, dass du einen echten Druck verspürst. Dann bewegst du, diesen Druck beibehaltend, die haltenden Finger recht schnell hin und her. Bewege deine Hand so, als würdest du eine Schraube in ihrem Gewinde hin- und herdrehen. Lockere so den deiner Blockade entsprechenden Finger, und aktiviere den durch den Finger verlaufenden Meridian. Durch diese Bewegungen werden in deinem Unterbewusstsein ebenfalls Vorgänge aktiviert, die zur Auflösung der Blockaden dienlich sein können.

Drehe den Finger zehn bis fünfzehn Mal hin und her. Wiederhole die Prozedur dann an der anderen Hand. (Das ist wichtig, damit die Meridiane gleichmäßig aktiviert werden. Für diese Übung spielt die Herkunft der Blockade aus männlicher oder weiblicher Richtung keine so große Rolle.)

Du wirst feststellen, dass diese kleine Übung bei manchen Beschwerden sehr schnell Erfolge zeigt. Bei Migräne oder Kopfschmerzen ist diese Akupressur zum Beispiel sehr effektiv.

Du kannst sie regelmäßig zum Auflösen deiner Blockaden durchführen. Es wird dir definitiv nicht schaden und kann deine seelische Entwicklung unterstützen.

Im Laufe dieses Buches haben wir wiederholt darüber gesprochen, dass unsere Blockaden ihre Ursachen oft in der psychischen Verfassung, den Gedankenformen und dem Verhalten unserer Eltern oder Großeltern haben.

Ich möchte hier ausdrücklich betonen, dass die Verletzungen, die dadurch verursacht wurden, nicht durch Bösartigkeit der Eltern oder Großeltern entstanden sind. Die meisten Menschen tun ihr Bestes, um Kindern ein ideales Zuhause zu bieten. Nur sind manche Menschen selbst so verletzt, dass auch ihr Bestes nicht vollständig ausreicht, um ein Kind wirklich willkommen zu heißen und es bedingungslos zu lieben. Niemand macht solche Dinge mit Absicht, und niemand denkt zum Beispiel über Abtreibung nach, wenn er sich nicht wirklich in einer von ihm als solche empfundenen Notsituation befindet. Wie wir die jeweilige Situation beurteilen – ob sie für uns ebenfalls mit einem Leidensdruck verbunden wäre oder nicht –, spielt absolut keine Rolle. Niemand steckt in der Haut eines anderen und kann über dessen Emotionen urteilen. Wenn wir uns noch einmal alle kursiv gedruckten Fragen und Glaubenssätze in diesem Buch anschauen, dann können wir erahnen, unter welchem Druck viele Menschen stehen. Vielleicht können wir dann mehr Verständnis für unsere Eltern aufbringen und anerkennen, dass sie sicherlich das Beste getan haben, was ihnen zu jener Zeit mit ihren Mitteln und ihrer Erkenntnis möglich war.

Ein wichtiger Teil unseres eigenen Heilungsprozesses ist deshalb die Vergebung! Wir sollten in uns gehen und versuchen, Verständnis aufzubringen, auch wenn das manchmal schwerfallen mag. Es ist wirklich wichtig – und ich bin sicher, dass du in deinem Leben schon erkannt hast, dass dich Groll nicht weiterbringt und absolut niemandem hilft.

Hier möchte ich dir ein Vergebungsritual vorschlagen, das du jederzeit nach Bedarf ausführen kannst. Manchmal braucht es eine Weile, bis die positive Energie, die in diesem Ritual spürbar wird, wirklich in deinem Leben Einzug hält. Nimm dir Zeit. Du musst nicht auf der Stelle zu einer zweiten Mutter Teresa oder einem zweiten Gandhi werden. Und bedenke: Auch wenn du Menschen vergibst, heißt das nicht, dass du fortan weiteren Missbrauch an deiner Seele dulden oder auch gewisse Personen, die dir sehr wehgetan haben, wieder in dein Leben lassen musst. Das kann passieren, muss es aber nicht. Wichtig ist, dass du vergeben und loslassen kannst, sodass der Groll nicht weiter wie ein schwelendes Feuer in dir lebt. Kannst du vergeben, befreist du dich selbst!

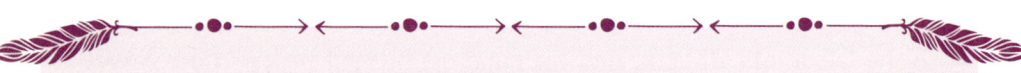

ÜBUNG 10: Ein Vergebungsritual

Setze dich bequem und aufrecht hin. Schließe deine Augen, und fokussiere dich auf dein Herzchakra. Atme in deinen Brustbereich hinein, und stelle dir bei jedem Atemzug vor, wie dort eine Kugel aus goldenem Licht

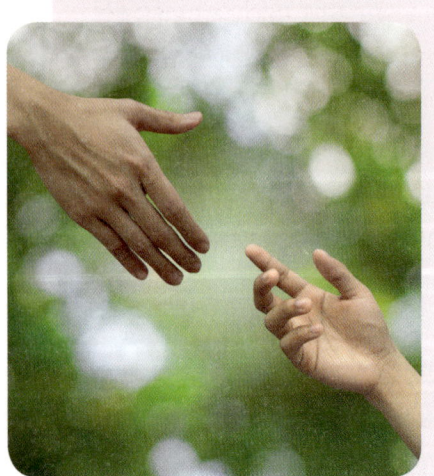

wächst. Mit jedem Einatmen wird sie größer. Spüre, wie sie sich ausdehnt und dich nach und nach ganz erfüllt. Bade in diesem goldenen Licht. Entspanne dich ein paar Minuten in diesem Leuchten.

Nun denke an eine Person, die dir in der Vergangenheit Schwierigkeiten bereitet hat. Halte dabei weiterhin das innere Leuchten der goldenen Kugel präsent. Stelle dir vor, wie die betreffende Person dir gegenübersitzt. Führe nun deine Hän-

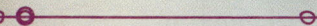 

de wie eine offene Schale zu deiner Brust (du kannst das in Gedanken oder auch wirklich machen), umfasse leicht die goldene Kugel, und überreiche sie langsam deinem Gegenüber. Schenke ihm dieses innere Strahlen, und sage dabei: »Danke, dass ich das erleben durfte. Danke, dass ich diese Verletzungen erfahren durfte. Ich segne dich.« Mache das ein paar Mal, entweder nur in Gedanken oder leise sprechend, so lange, wie es sich gut für dich anfühlt. Atme dann dreimal kraft- und geräuschvoll durch den Mund aus, und öffne deine Augen.

(Du kannst dieses kleine Ritual auch für dich selbst machen, wenn du Schuldgefühle oder Selbstvorwürfe auflösen möchtest. Dazu schenkst du die goldene Energie nicht weg, sondern legst deine Hände vor dein Herzchakra, atmest weiter in diese Energie hinein und richtest die vergebenden Worte an dich selbst.)

Ebenfalls sehr hilfreich ist die regelmäßige Reinigung der eigenen Aura. Es ist ein kleines, allabendliches Ritual, das wenig Zeit erfordert, aber große Wirkung hat. Jeden Tag wirken Gedankenformen und Energien auf uns ein, Menschen umgeben uns, Unachtsamkeit trifft uns, Medien berieseln uns mit Dingen, die uns belasten können. All das haftet an uns – und ich denke, dass die meisten von uns genug zu bewältigen haben. Daher empfehle ich dir, dich jeden Abend zu reinigen, sodass du nachts zur Ruhe kommen und am nächsten Tag unbelastet einen neuen Tag beginnen kannst.

 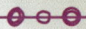
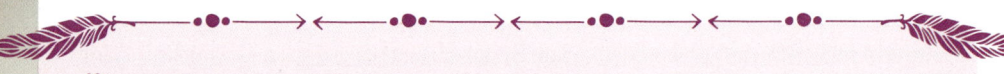

ÜBUNG 11: Die Aura reinigen

Wenn du abends zur Ruhe kommst und der Tag hinter dir liegt, nimm dir ein paar Minuten Zeit, um deine Aura von allem zu reinigen, was sich tagsüber durch deine eigenen Gedanken, durch die Gedanken und Worte von anderen und durch deine allgemeine Lebensführung in ihr angesammelt hat.

Visualisiere deine Aura, und streiche dann – in einem Abstand von 10 bis 15 cm vom Körper – ganz langsam von oben nach unten alles Negative von ihr ab. Vertraue der Macht deiner Gedanken, deiner Vorstellungskraft! Halte dir vor Augen, wie eine Mutter einem Kind, das sich wehgetan hat, den Schmerz wegstreichelt.

Streiche alles Negative von dir ab, befreie dich von diesen Einflüssen, bevor du dich abends zum Schlafen hinlegst. Mache dir diese Übung zur Gewohnheit. Du wirst überrascht sein, zu sehen, welche positiven Effekte sie auf dein Leben hat.

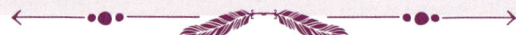

Mithilfe dieser Übungen und Rituale, die wirklich jeder durchführen kann, kannst du viel für deine Heilung tun und viele Blockaden entfernen oder zumindest aufweichen. Glaube mir, wenn du deine Blockaden analysierst, ihnen auf den Grund gehst und deiner Seele Aufmerksamkeit schenkst, authentisch für sie sprichst und für sie einstehst, wird es dir zunehmend besser gehen. Das Vergebungsritual und die regelmäßige Reinigung deiner Aura werden dich von weiteren Belastungen befreien, und du wirst dich immer leichter fühlen.

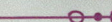

Aber natürlich gibt es auch Blockaden, die unglaublich tief sitzen, die aus deinem schattenhaften Unterbewussten kommen oder durch schwere Traumata ausgelöst wurden. An diese kommst du selbst nicht heran. Hier wirst du vielleicht die Hilfe eines erfahrenen Schamanen benötigen, der für dich in Zusammenarbeit mit der geistigen Welt in deine Aura sieht und dort Blockaden auf energetischer Ebene auflöst. Möglicherweise benötigst du auch eine Seelenteilrückholung, weil sich ein Teil deiner Seele aufgrund tief gehender Verletzungen abgespalten hat und nun in der Anderswelt umherirrt oder sich dort aus Selbstschutzgründen verschanzt hat.

Ich weiß, ich weiß … Wenn man so etwas schreibt, dann wirkt das vielleicht auf manche Leser so, als würde man auf den letzten Seiten seines Buches auf mehr oder weniger subtile Weise auf Klientenfang gehen.

Bitte glaube mir: Erstens habe ich das nicht nötig, weil meine Praxis auch ohne solche Hinweise sehr gut läuft und ich manchmal gar nicht weiß, wie ich allen Sitzungsanfragen nachkommen soll. Und zweitens ist es einfach eine Tatsache, dass man gewisse Dinge nicht allein klären und lösen kann. Wir alle haben blinde Flecke, die uns daran hindern, tief sitzende Verletzungen und Blockaden zu erkennen. Manchmal ist die Verletzung so schlimm, dass sich unsere Seele schlichtweg weigert, uns Zugang zu unserer Erinnerung zu gewähren. Gerade dann können die Bilder, die ein Schamane von seiner Reise in die Anderswelt mitbringt, hilfreich sein. Und in solch einem Fall muss ein Schamane die Blockaden auflösen, indem er sie auf energetischer Ebene geradezu herausreißt.

Es geht hier also weder um das Werben von Klienten noch um das Anpreisen meiner seelenschamanischen Akademie und ihrer Kurse. Du kannst gern zu jedem anderen fähigen Schamanen gehen und mit ihm oder ihr arbeiten.

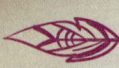

Aber suche dir bitte professionelle Unterstützung, wenn du merkst, dass du nicht weiterkommst, oder wenn deine körperlichen Symptome so stark sind, dass du meinst, Hilfe von außen zu brauchen.

Mit den Informationen und Übungen in diesem Buch kannst du sehr weit gehen, vielleicht brauchst du aber einfach »auf den letzten Metern« ein wenig Hilfe und Unterstützung.

Übrigens spielt auch unser Name bei dieser Reise eine Rolle. Diesen Namen, den uns unsere Eltern gaben, haben wir uns selbst ausgesucht, er ist Teil unseres Seelenplans. Sein Klang hat eine bestimmte Schwingung, die dazu dient, Blockaden aus unseren früheren Inkarnationen aufzulösen. Werden wir dann im Laufe unserer Kindheit und Jugend stets nur mit einem Spitznamen gerufen, kann unser eigentlicher Name diese tiefere Funktion natürlich nicht mehr erfüllen. Unser Spitzname hat eine andere Schwingung und nicht dieselbe Kraft wie unser wirklicher Name: Wolfgang ist etwas ganz anderes als Wolfi, Susanne schwingt völlig anders als Susi.

(Etwas ganz anderes als ein Spitzname ist dagegen ein spiritueller Name, den wir in einer entsprechenden Zeremonie erhalten – in meinem Fall beispielsweise Rainbowman. Dieser drückt ebenfalls einen bedeutenden Aspekt unseres Seins aus und hat eine unterstützende und ergänzende Schwingung für die Erfüllung unseres Seelenplans.)

Wir sollten uns daher mit der Bedeutung unseres Namens befassen, auch wenn wir ihn vielleicht nicht sonderlich mögen. Die Bedeutung wird auch für uns Bedeutung haben – und unsere Abneigung besteht vielleicht eher in einer Abneigung gegen die Menschen, die uns diesen Namen scheinbar gegeben haben, wenn wir ein schwieriges Verhältnis zu unseren Eltern hatten oder haben.

Nehmen wir einmal an, du hießest Dorothea. Das ist ein ursprünglich griechischer Vorname, der »Gottesgeschenk« bedeutet. Wer denkt wahr-

haft von sich selbst, dass er als Geschenk Gottes an die Welt geboren wurde? Und da du dies nicht annehmen kannst, weil du selbst ein viel schlechteres Bild von dir selbst hast als andere (und als das Göttliche), hast du dich im Laufe deines Lebens vielleicht dazu entschieden, den Klang deines eigenen Namens nicht zu mögen. Die Leute nennen dich wahrscheinlich »Doro«, aber deinen vollen Namen hast du schon lange abgelegt. Doch damit hast du auch deine Aufgabe (nicht selten mit all ihren Gaben) in dieser Welt verneint, ein Geschenk zu sein und den Menschen Freude und Glück zu bringen. Du kannst deinen Namen nicht vollständig annehmen, und deshalb kannst du auch deinen Seelenplan nicht akzeptieren und erfüllen.

Es gibt viele Bücher über die Herkunft und Bedeutung von Namen. Ich kann dir wirklich empfehlen, dich mit deinem eigenen Namen auseinanderzusetzen, denn es birgt das Potenzial, viel in dir zu heilen. Und solltest du ein problematisches oder gestörtes Verhältnis zu deinen Eltern haben, kann auch dies durch die Beschäftigung mit deinem Namen verbessert werden. Deine Eltern haben diesen Namen »empfangen« und dir gegeben. Sie spielten also eine wichtige Rolle in deinem Seelenplan.

ÜBUNG 12: Namenslöschung

Setze dich still und bequem an einen ruhigen Platz. Achte wie immer darauf, dass du für eine Weile ungestört bleibst. Fokussiere dich auf deine Atmung, lasse deinen Atem einfach frei fließen. Gedanken und Gefühle können kommen und ebenso wieder verschwinden.

Nimm dann ein Blatt Papier und einen Stift, und schreibe deinen Vornamen in großen Druckbuchstaben auf dieses Blatt. Nimm dann einen Bergkristallgriffel, und benutze die stumpfe Seite ähnlich wie einen Ra-

diergummi: Fahre immer wieder über jeden einzelnen Buchstaben deines Namens, als würdest du ihn wegradieren wollen. Lösche auf energetischer Ebene alle irgendwie gearteten negativen Assoziationen, die du womöglich mit deinem Namen verbindest. Auch alle damit verbundenen negativen Erinnerungen an deine Eltern werden einfach vom Bergkristall entfernt.

Drehe nun den Bergkristall um, und schreibe mit der spitzen Seite jeden einzelnen Buchstaben deines Namens neu. Fahre langsam jeden Buchstaben entlang, und fokussiere dich hierbei jeweils auf positive Assoziationen. Wenn dein Name zum Beispiel Gabriele lautet, könnten die Assoziationen folgendermaßen aussehen:

G – großzügig, gutherzig, gebildet

A – achtsam, aufmerksam, attraktiv

B – bewusst, beliebt, beflissen

R – rechtschaffen, reizend, romantisch

I – intelligent, intuitiv, inspirierend

E – edelmütig, elfengleich, elegant

L – liebevoll, lustig, lebensfroh

E – engelsgleich, erfahren, einzigartig

Lautet dein Name Manfred, könnten deine Assoziationen so aussehen:

M – maskulin, markant, magisch

A – aufnahmefähig, anteilnehmend, abenteuerlustig

N – neidlos, nervenstark, nobel

F – freundlich, friedliebend, feinsinnig

R – ruhig, relaxt, redegewandt

E – ehrlich, einfühlsam, ehrenwert

D – durchsetzungsfähig, demütig, dankbar

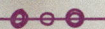

Konzentriere dich beim Nachschreiben deines Namens mit dem Bergkristall auf jede dieser Eigenschaften. Buchstabe für Buchstabe und Eigenschaft für Eigenschaft. Wenn du deinen Namen dann komplett mit dem Bergkristall nachgefahren und ihn sozusagen neu geschrieben, neu aufgeladen hast, lege den Bergkristall einfach auf das Blatt, und lasse beides vier Wochen an einem relativ ungestörten Ort liegen.

Danach kannst du sicher sein, dass du alle alten, negativen Assoziationen deinen Namen betreffend gelöscht und neue, heilsamere Verbindungen geknüpft hast. Dein Name wird dir nun in der Form zum Besten gereichen, die seit jeher für dich bestimmt war. Du wirst genau die Kraft leben und entfalten können, die dir innewohnt und sich durch deinen Namen in dieser Welt ausdrücken möchte. Dein Name ist nun frei – und du bist es ebenso.

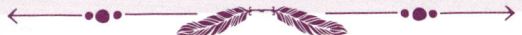

Ansonsten: Erforsche dich selbst, gehe dir selbst auf den Grund. Es gibt kaum eine lohnendere Tätigkeit in diesem Leben. Wen willst du kennenlernen, wenn nicht erst einmal dich selbst? Wen willst du heilen, wenn du dir nicht selbst heilsam begegnen kannst? Wen willst du lieben, wenn du dich selbst nicht annehmen kannst?

Nutze die Informationen in diesem Buch, um deinen Blockaden auf die Spur zu kommen. Sei achtsam, und unterstütze deine Seele auf ihrem ureigenen Weg. Finde deine Mitte, und lebe sie.

Wenn du all das beherzigst, bin ich sicher, dass die Reise deiner Seele dich erfüllen und dich glücklich machen wird. Und wenn du glücklich bist, kannst du anderen auch einen Teil dieses Glückes schenken. Es wird dadurch nicht weniger, sondern im Gegenteil immer mehr werden.

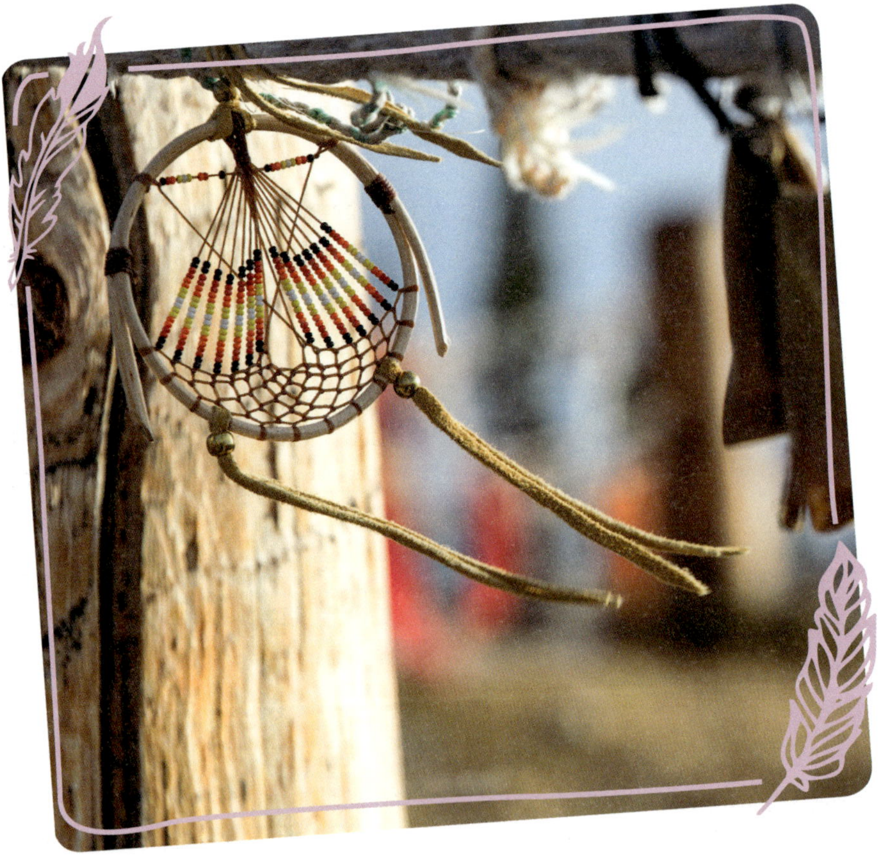

DAS EINFÜHLSAME GESPRÄCH

mit dem Klienten

An dieser Stelle möchte ich noch ein paar kurze Hinweise für diejenigen anbringen, die selbst therapeutisch tätig sind und professionell mit Klienten arbeiten oder dies vorhaben. Ihr wisst jetzt, dass uns die körperlichen Merkmale Hinweise geben und uns auf die Spur der Blockade führen. Darauf folgt dann das einfühlsame Gespräch mit dem Klienten, das diese Hinweise nutzt, um den Klienten selbst nach innen zu führen.

Hierbei ist es äußerst wichtig – und ich kann das gar nicht oft genug sagen –, dass wir absolut leer sind, wenn wir mit dem Klienten sprechen. Mit »leer« meine ich, dass wir im Moment des Klientengesprächs frei von unseren eigenen Interpretationen, Bewertungen und Urteilen sind. Wir müssen sozusagen ein ganz neues und unbenutztes Werkzeug sein. Ansonsten besteht die Gefahr, dass wir unseren Klienten durch das, was wir sagen, beeinflussen und seine Selbsterforschung unterbewusst in eine bestimmte Richtung lenken. Mit die schlimmsten Beispiele für ein solches Verhalten sind Psychotherapeuten, die ihren Klienten aufgrund eigener Erfahrungen und eigener Traumatisierung »einreden«, sie seien sexuell missbraucht worden. In den letzten Jahren habe ich einige Male von solchen Fällen gehört, die die Familien dieser Klienten fast zerstört hätten. Natürlich haben diese Therapeuten nicht in böser Absicht gehandelt, aber sie waren zum Zeitpunkt ihrer Sitzungen mit ihren Klienten nicht »leer«, sondern angefüllt mit ihren eigenen Gedankenformen, und haben den Klienten und seine Geschichte durch ihre eigene »Brille« betrachtet.

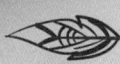
Deshalb meine inständige Bitte: Entwickelt für euch selbst ein Ritual, das euch vor jeder Sitzung dabei hilft, euren Geist zu klären. Das kann eine Form der Meditation oder des rituellen Tanzes sein, das können Atemübungen oder ein bestimmtes Gebet sein. Euch wird etwas einfallen. Nur: Tut etwas! Leert euren Geist!

Dann könnt ihr dem Klienten nicht nur mit euren Ohren zuhören, sondern ihm mit dem Herzen lauschen. Das ist ein riesiger Unterschied, denn ihr nehmt so nicht nur die Worte auf, sondern auch die Schwingung, die der Klient aussendet. Ihr macht euch empfänglich für den ganzen Menschen und könnt ihn so annehmen, wie er wirklich ist. Nur so könnt ihr wirklich helfen.

Meine eigenen Erfahrungen mit dem Seelenschamanismus haben mir immer wieder eines gezeigt: Je intensiver ich mich in einen Theta-Zustand begebe (der mit einem tiefen Meditationszustand zu vergleichen ist), desto mehr Informationen erhalte ich über die Befindlichkeit der Seele des Klienten, mit dem ich gerade arbeite. Durch diese Informationen bin ich dann in der Lage, Veränderungen hervorzurufen und Unpässlichkeiten zu beseitigen. Je »leerer« ich selbst bin, desto besser kann ich auf seelischer Ebene als Vermittler zwischen dem Diesseits und dem Jenseits, zwischen unserer Welt und der Anderswelt dienen.

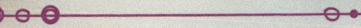

SCHLUSSWORT

Wir alle leiden mehr oder weniger unter inneren Blockaden. Meist sehen wir diese nicht und verstehen sie noch weniger. Doch das Zusammenspiel unserer Seele und unseres Körpers bietet uns eine großartige Gelegenheit, diesen Blockaden auf die Spur zu kommen, uns um sie zu kümmern und sie in Frieden und Harmonie gehen zu lassen, um ganz wir selbst zu sein und unser volles Potenzial zu leben. Unsere Seele spricht zu uns durch unseren Körper. Wenn wir dies verstehen, können wir »Krankheiten« völlig anders bewerten, können ihnen dankbar sein, wodurch vieles, was wir sonst als sinnloses Leiden wahrnehmen, erträglicher wird. Es sind dann einfach nur noch Botschaften, die

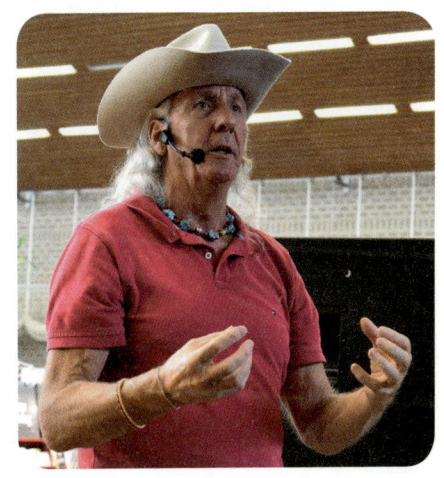

aus der Tiefe unseres Seelenlebens zu uns dringen und uns auf Unstimmigkeiten aufmerksam machen: mangelnde Kraft in unserem Selbstausdruck und ein Abweichen von unserem ursprünglichen Seelenplan.

Jede Blockade, die wir ziehen lassen können, bringt uns ein Stück näher zu uns selbst. Und die seelenschamanische Arbeit bietet ungeahnte Möglichkeiten bei dieser Befreiung. Es ist die schönste und erfüllendste Aufgabe, die ich mir nur vorstellen kann. Ich hoffe, dass ich dir mit den Informationen in diesem Buch ein wenig von dieser Arbeit nahebringen konnte und dass sie und die begleitenden Übungen und Rituale dir auf deinem persönlichen Weg weiterhelfen.

Je freier wir werden, desto mehr können wir an dieser Welt teilhaben, ihre Schönheit genießen und uns dankbar an unserem wunderbaren Leben erfreuen.

Möge alle Last von deiner Seele genommen werden. Mögest du frei sein, deinen Weg zu gehen, und mögest du deinen Seelenplan erfüllen und dabei alles Glück der Welt in deinen Händen halten!

Mögest du deinem Herzen folgen und die Erfahrungen dieser Welt als Bereicherung erleben!

Mit den besten Wünschen

Reinhard Stengel

DANKSAGUNG

Ich möchte allen Schülerinnen und Schülern meiner Akademie danken, die in den letzten Jahren begleiten zu dürfen ich die Ehre und das Vergnügen hatte. Ihr seid meine größte Inspiration, und ich lerne bei jedem Kurs und jeder Begegnung mindestens genauso viel von euch wie ihr von mir!

Ich bin stolz auf den Weg, den jeder Einzelne von euch geht!

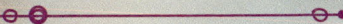

BILDNACHWEIS

ÜBER DEN AUTOR

Reinhard Stengel, der »Rainbowman«, war lange im Management tätig. 2004 entschied er sich nach der Begegnung mit einem Medizinmann, als Heiler und Schamane zu wirken. Heute füllt der Vortragsredner und Trainer im gesamten deutschsprachigen Raum die Säle. Seine Erfolge in der Behandlung psychischer und physischer Störungen sprechen für ihn.

www.reinhard-stengel.de

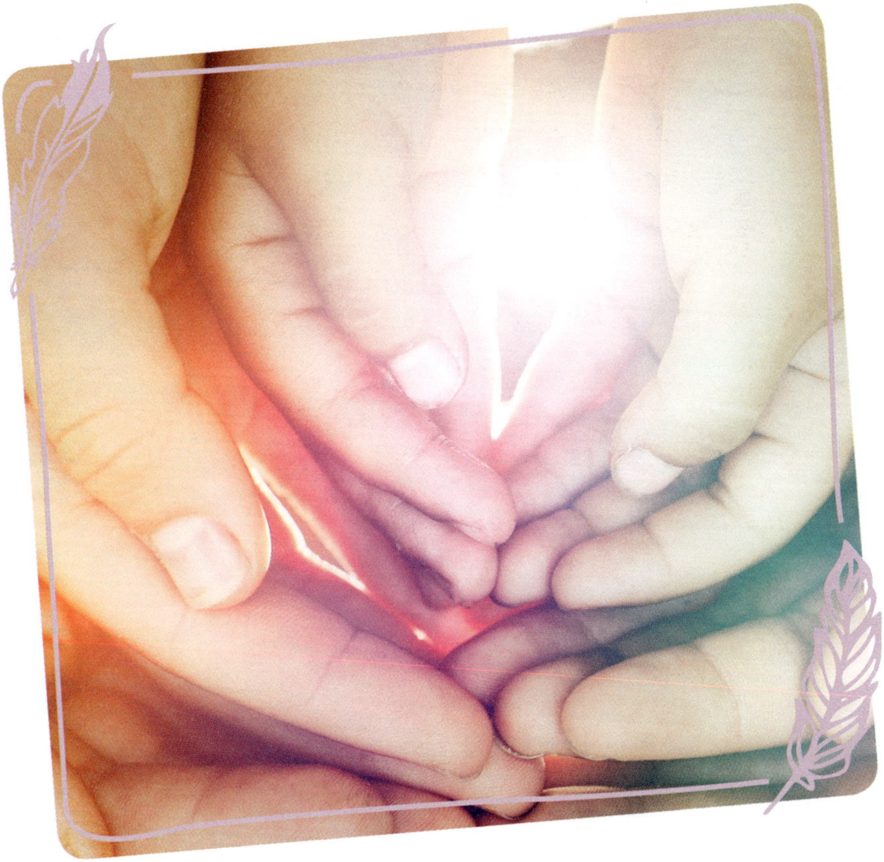

Außerdem von Reinhard Stengel im Schirner Verlag erschienen

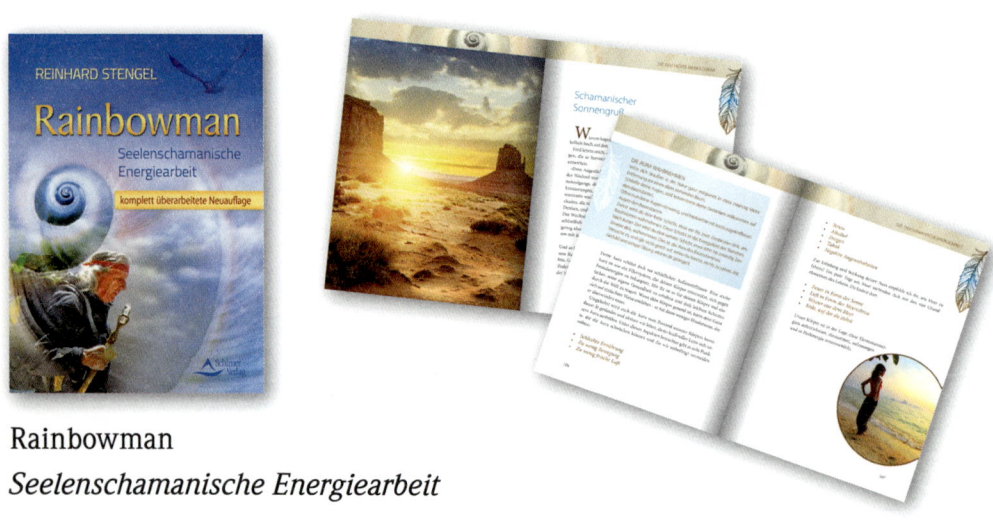

Rainbowman
Seelenschamanische Energiearbeit

208 Seiten
ISBN: 978-3-8434-1042-7

Lernen Sie die von Reinhard Stengel entwickelte »Seelenschamanische Energiearbeit« kennen. Der beliebte Schamane kann mittlerweile auf die erfolgreiche Behandlung von Hunderten von Patienten zurückblicken. Sein einzigartiges Vorgehen ist, verschiedene Traditionen miteinander zu kombinieren und aus jeder das herauszugreifen, was seinen Erfahrungen entspricht und sich in der Praxis bewährt hat.

Die Reihe »Seelenschamanische Energiearbeit«

Chakren fühlen, ausgleichen
und anregen
96 Seiten
ISBN: 978-3-8434-5063-8
auch als Hörbuch
ISBN: 978-3-8434-8319-3

Flüche, Besetzungen,
Implantate lösen
96 Seiten
ISBN: 978-3-8434-5064-5

Die Aura sehen, verstehen
und heilen
96 Seiten
ISBN: 978-3-8434-5072-0

Das innere Kind, die innere Frau,
den inneren Mann erwecken
und harmonisieren
96 Seiten
ISBN: 978-3-8434-5090-4
auch als Hörbuch
ISBN: 978-3-8434-8334-6

Die Schwangerschaft aufarbeiten
Auflösung der frühesten Prägungen
96 Seiten
ISBN: 978-3-8434-5091-1
auch als Hörbuch
ISBN: 978-3-8434-8335-3

Seelengespräch mit dem Körper
Die Botschaften des Körpers entschlüsseln
96 Seiten
ISBN: 978-3-8434-5095-9
auch als Hörbuch
ISBN: 978-3-8434-8320-9

Zwischen den Welten
Schamanische Reisen als Weg zu uns selbst
96 Seiten
ISBN: 978-3-8434-5096-6

In Harmonie sein
Im Kreis des Lebens heil werden
96 Seiten
ISBN: 978-3-8434-5125-3

Reise in die Einheit
*Körper und Seele wieder
ganz werden lassen*
96 Seiten
ISBN: 978-3-8434-5126-0

Reise in die eigene Vergangenheit
Alte Blockaden loslassen, neue Wege gehen
96 Seiten
ISBN: 978-3-8434-5145-1

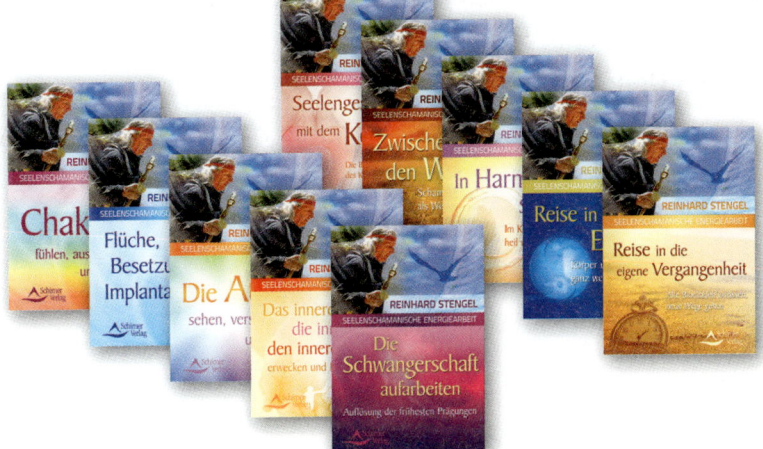

Von Reinhard Stengel gesprochene Meditationen auf CD

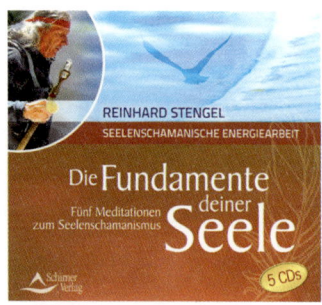

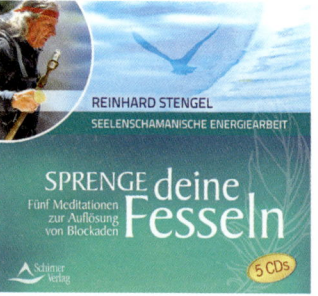

Die Fundamente deiner Seele
Fünf Meditationen
zum Seelenschamanismus
5 CDs, ca. 236 Min.
ISBN: 978-3-8434-8372

Lernen Sie die wichtigsten schamanischen Techniken kennen! Der »Rainbowman« Reinhard Stengel begleitet Sie auf der Suche nach Ihrem Krafttier und Ihrem spirituellen Guide, bei der Rückholung verlorener Seelenanteile und der Erlösung verirrter Seelen, und er zeigt Ihnen, wie Sie Ihre Chakren wahrnehmen und reinigen. Mit diesen wertvollen Werkzeugen können Sie im Einklang mit Ihrer Seele den Weg des Schamanen gehen – und sich und anderen zu einem Leben in Harmonie, Gesundheit und Erfüllung verhelfen.

Sprenge deine Fesseln
Fünf Meditationen zur
Auflösung von Blockaden
5 CDs, ca. 200 Min.
ISBN: 978-3-8434-8373-5

Mit den Meditationen des »Rainbowmans« können wir die Blockaden auflösen, die uns am meisten daran hindern, ein selbstbestimmtes, erfolgreiches und heiles Leben zu führen. Schon bei der Zeugung und während der Schwangerschaft entstehen durch die Gedanken und Gefühle unserer Eltern erste Prägungen, die uns ein Leben lang begleiten, wenn sie nicht aufgelöst werden.
Befreien Sie sich von diesen Belastungen, fühlen Sie sich willkommen im Leben, lernen Sie Ihr Dasein und Ihren Körper zu lieben!